JN035944

栄養教育論

第3版

田中　敬子
前田佳予子
　　編

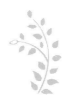

赤松　利恵
北村　真理
小林　知未
高橋　志乃
橘　ゆかり
坂野麻里子
本多美預子
餅　美知子
矢埜みどり
　　著

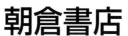

朝倉書店

──────── **シリーズ編集者** ────────

大鶴 　　勝	武庫川女子大学名誉教授	
石永 　正隆	山陽女子短期大学・学長	
島田 　和子	山口県立大学名誉教授	
田中 　敬子	滋賀県立大学名誉教授	

──────── **編　者** ────────

田中 　敬子	滋賀県立大学名誉教授
前田佳予子	武庫川女子大学食物栄養科学部・教授

──────── **執筆者**（五十音順） ────────

赤松 　利恵	お茶の水女子大学基幹研究院自然科学系・教授
北村 　真理	武庫川女子大学食物栄養科学部・准教授
小林 　知未	武庫川女子大学食物栄養科学部・講師
高橋 　志乃	前 大阪樟蔭女子大学
橘 　ゆかり	神戸松蔭女子学院大学人間科学部・教授
坂野麻里子	相模女子大学栄養科学部・准教授
本多美預子	大手前大学健康栄養学部・准教授
餅 　美知子	柴田学園大学生活創生学部・特任教授
矢埜みどり	兵庫大学健康科学部・教授

序

　現在のわが国は，超高齢社会であるとともに人口減少社会でもあり，これからしばらくの間は，生産年齢人口が減少し，一方で高齢者人口（特に75歳以上の後期高齢者人口）が増加する人口構造が続くと推測されている．このような社会構造の変化のなかで，2025年を目途に医療・介護機能の再編を行い，地域包括ケアシステムの推進，急性期病院の病床数の削減と機能の転換，医療・介護連携の強化，在宅サービスの重視などの保健医療福祉制度の急速な変革が推進されている．

　国民の健康寿命を延伸し，生活の質（QOL）の向上，医療・介護の効率化という観点から1997年に厚生省は「21世紀の管理栄養士のあり方検討会」において，管理栄養士による傷病者の栄養管理とチーム医療への参画が提唱されている．このような背景のなかで栄養士法が一部改定されたことによって，管理栄養士の業務は，従来の「栄養指導」から「傷病者に対する療養のため必要な指導」となった．2002年4月より施行されたことで，生活習慣病など国民の健康課題への対応や少子高齢化社会における健康保持増進の担い手として栄養士・管理栄養士の役割が重要であると認識されるに至った．

　さらに，2013年から「健康日本21（第二次）」が始まり，健康寿命の延伸，健康格差の縮小，生活習慣病の発症・重症化予防のために，栄養士・管理栄養士の社会的ニーズや期待はますます高まり，高度な知識や技術が求められている．そのためには，栄養士・管理栄養士は科学的根拠に基づき人々の栄養状態の維持・増進を目指した行動変容を起こさせ，さらに人々の生活の質の向上のための社会環境の変容にも繋がることを目指し，的確な栄養アセスメント，それに基づく栄養教育の企画，実施，評価の総合的なマネジメントを行う能力を高めることが重要となる．さらに，近年の医療・介護保険制度改定においては，管理栄養士による栄養教育・栄養相談には退院時支援や在宅訪問栄養食事指導の取り組みの充実が求められ，地域包括ケアシステムの推進にあたって，地域の食環境の整備や住民参加型の地域社会づくりの必要性が求められている．

　このような社会的ニーズに対応するために本書では，2015（平成27）年4月の国家試験ガイドラインをふまえ，最新情報を盛り込み，コラムを多く取り入れることで，できるだけ幅広い知識が得られるように編集を行った．また，執筆は，栄養教育の専門家とこれからの栄養教育の教育研究を担う若手の研究・教育者にご担当いただいた．

　本書で学んだ学生が，それぞれの立場で，一次予防，二次予防，三次予防のいずれにおいても栄養教育を科学的に展開し，関連する多職種と連携してチームの組織さらにはリーダーシップを発揮され社会貢献することを期待する．

　終わりに，本書が栄養士・管理栄養士の養成に活用され，これからの栄養教育の一助となれば幸いである．

2022年2月

編者　田中敬子

前田佳予子

目　　　次

1. 栄養教育の概念

■到達目標（point）
①栄養教育の定義を説明できる
②健康・QOL の定義を説明できる
③健康教育およびヘルスプロモーションの定義を踏まえたうえでの栄養教育との関連を理解する
④栄養教育と生活習慣との関連を理解する

1.1 栄養教育の目的・目標

● 1.1.1 栄養教育と健康教育・ヘルスプロモーション ●

　教育とは「教え育てること」，「望ましい知識・技能・規範などの学習を促進する意図的働きかけの諸活動」とあるが，学習者（対象者）にとってもっとも望ましい状態に変化するよう，自らが自発的，主体的に学び実践する能力を引き出し，人間として自立していけるよう「**生きる力**」を育むことを目的とするものである．教育は社会生活のあらゆるところでおもに知識の習得，技術の習得を目指して行われる．

a. 栄養教育の定義

　栄養教育とは生涯を通じての健康の維持増進，および生活の質（quality of life：QOL）の向上につながる望ましい栄養状態を実現するための食行動の形成と習慣化に向け，人々の行動変容を支援する活動である．対象者の人生の質あるいは，QOL を高めるのに必要な資源である健康や栄養状態の保持・増進のために，対象者自らが生活のなかで食を営む力（栄養に関する知識，選択力，調理技術，判断力，意欲）を向上するよう栄養学および関連する諸科学を踏まえて働きかけ，支援する．

　栄養教育は単に栄養知識の伝達に終わることなく，自発的な食行動の変容を促すことが目的である．

　栄養教育領域では食教育，食事教育，食事指導，食生活教育などの言葉が存在するが，いずれも食事，食習慣，食生活の改善を目的として行われるも

ので，栄養教育はそれらを含めた QOL の向上を目的とする．ゆえに栄養教育はこれらを包括的に表現したものであるといえる．

　栄養教育を管理栄養士の専門業務として行う場合，管理栄養士の教育者としての資質が問われる．教育効果は教育者の資質に大きく影響される．栄養教育も例外ではない．効果的栄養教育の実践のためには，栄養学および関連する諸科学を踏まえて実践できる専門的技術の習得が必要となる．栄養に関する専門的知識・技術はもとより，行動科学理論に基づく**食生活マネジメント**ができること，教育学の基本にのっとる教育展開ができることが求められる．さらに対象者が長年培ってきた食習慣の変革の場合，教育者と学習者の間に信頼関係がなければ効果は期待できない．そのためにも対象者自らの気づきのための**栄養カウンセリング手法**は重要な教育ツールとなる（カウンセリング手法については第 2 章参照）．

b. 健康および健康教育の定義

　栄養教育の最終の目的は，人々の**健康**の維持・増進，および生活の質の向上にある．

　「健康」は WHO（世界保健機関）により，WHO 憲章（1947（昭和 22）年）のなかで，「健康とは，単に疾病がないということではなく，完全に身体的・心理的および社会的に満足のいく状態にあること，さらに到達しうる最高基準の健康を享有することは，人種，宗教，政治的信念または経済的若しくは社会的条件の差別なしに万人の有する基本的権利の一である」と定義されている．さらに 1998（平成 10）年には，この 1947（昭和 22）年の定義に「spirituality（精神性・霊性）」が加えられている．

c. 健康教育と栄養教育

　健康教育は，国内外各方面より定義されてきたが，2008（平成 20）年厚労省により，「健康教育とは，個人，家族，集団または地域が直面している健康問題を解決するにあたって，自ら必要な知識を獲得して，必要な意志決定ができるように，そして直面している問題に自ら積極的に取り組む実行力を身につけることができるように援助することである」とした．また，健康教育学会では「一人ひとりの人間が，自分自身や周りの人々の健康を管理し向上していけるように，その知識や価値観，スキルなどの資質や能力に対して，計画的に影響を及ぼす営みである」とし，さらにこの営みは，「学校，地域，産業などのさまざまな場面で，また，教諭，養護教諭，栄養教諭，医師，歯科医師，薬剤師，保健師，助産師，看護師，管理栄養士，栄養士，歯科衛生士などのさまざまな職種の人がかかわり，食事，運動，喫煙，ストレス，病気やけがなどのさまざまなテーマに関して行われる．健康教育は，単に健康について教える教育ではない．なぜなら，健康は，学ぶことにも意義があるが，獲得することにより大きな意義があるからである．健康を獲得することはすべての人の基本的な権利といえるが，健康自体，それぞれの人の生き方

食生活マネジメント
　対象者の健康・栄養状態，食行動，食環境などに関する情報を収集し，総合的にこれらの評価・判定を行い，個々の対象に応じた栄養プログラム計画・実施・評価を行う．第 3 章参照．

WHO 憲章
　世界保健機関（WHO）憲章は，1946（昭和 21）年 7 月 22 日にニューヨークで 61 か国の代表により署名され，1948（昭和 23）年 4 月 7 日より効力が発生した．日本では，1951（昭和 26）年 6 月 26 日に条約第 1 号として公布された．

と強く結びついている．したがって，他人から与えられるのではなく，自分自身で，あるいは自分たちで求め獲得することが基本となる」としている．

　健康教育のすべての場に共通する包括的な定義としてグリーン（Green, L. W., 1980）による定義がある．それは「健康教育とは，健康へと導く行動の自発的応用を容易にするように意図的に計画された学習経験の組合せである」といったものである．この定義には，健康に関して4つのキーワード（①行動の「自発的」適応，②自発的応用を「容易にする」こと，③「計画された」学習経験，④学習経験の「組合せ」）が重視されている．

　健康教育の主体は学習者であり，教育者は計画的に支援を行う．さらに，健康の維持増進とは，単に身体的，精神的，社会的に病気でないというだけでなく，QOL を良好に保つことと考えられる．栄養教育は，健康教育の一環を担うものである．

d. 栄養教育とヘルスプロモーション

　1986（昭和61）年，WHO のオタワ憲章のなかでヘルスプロモーションとは，「人々が自らの健康をコントロールし，改善することができるようにするプロセスである」と定義している．すなわち最終目標は，人々の QOL を高めることにある．このプロセスを進めていくためには，健康教育によって「知識，価値観，スキルなどの資質や能力」を学習者は身につけることが重要となる．しかし知識やスキルを用いても目的とする行動変容が起こりにくいことがある．そこで，個人や小集団に直接アプローチするだけではなく，人々を取り巻く社会環境の改善やそのための法規制の整備にも取り組むことが必要な場合がある．ヘルスプロモーションでは，この点に注目し，健康的な公共政策や健康を支援する環境づくりをとりわけ重要ととらえ，「身体的，精神的，社会的に良好な状態に到達するためには，個人や集団が要望を確認・実現し，ニーズを満たし，環境を改善し，環境に対処することができなければならない」と環境改善とのかかわりを強調し，住民の主体性，法的整備などを含む環境改善コミュニティの能力の開発の重要性を強調した．

　さらに「健康は，日々の暮らしの資源の1つとしてとらえるべきものであり，生きるための目的ではない」と明言している．

　QOL の定義については，色々な定義付けがなされているが，「生きがい」「満足度」の他「居住性」「経済状態」「ソーシャルサポート」のような概念までも含む定義もあり，あいまいな概念である．

　その原因の1つには，QOL に関する医療研究においては当初，末期がん患者を対象にした研究が多く行われたことにあり，QOL の定義は使用目的に依存するともいわれているからである．

e. WHO と QOL

　QOL 研究は，元来，イギリスのホスピス活動と北米でのがん研究の精神的ケアに関する治療研究が，1980 年代に WHO 本部が主催する疼痛緩和プ

ロジェクトが発足する形で結実し，患者の QOL を重視する医療の在り方として位置付けられた．

WHO は，QOL を「個人が生活する文化や価値観の中で，目標や期待，規準または関心に関連した自分自身の人生の状況に対する認識」と定義し，1994 年に 100 項目からなる WHO QOL 調査票を発表した．日本語版は 1998 年に出版され，信頼性・妥当性などが検証されている．

この WHO QOL の定義は，WHO の健康の定義である「健康とは身体的，精神的，社会的に良好状態であり，単に疾病にかかっておらず，衰弱していない状態ということではない」と一致している．

当初の WHO QOL 評価は，6 つの領域

①身体的領域　　④社会的関係

②心理的領域　　⑤環境

③自立のレベル　⑥精神性／宗教的／信念

からなり，各領域の下位項目の定義，その項目に適した反応尺度の例が与えられた．

短縮版では，①身体的領域，②心理的領域，③社会的関係，④環境，に統合されている．

QOL は，患者立脚型アウトカム（patient-reported outcomes：PRO）の 1 つである．PRO とは医師・医療関係者を介さずに患者が直接報告してデータになるアウトカム のことである．たとえば症状スケール，患者満足度などはすべて PRO であり，QOL はその中の重要な 1 つとして位置付けられており，QOL は，健康状態・疾患・症状によって，いつもの日常生活を送ることがどれぐらい難しくなっているか（日常生活機能へのインパクト），あるいは，主観的な健康度にどれぐらいインパクトを与えているかを，計量心理学的に検証された尺度を使って，定量的に評価したものである．

従来の客観的な評価指標にない画期的な特徴を持つ指標として QOL が重要視されるようになったその背景に①疾患分布の変化，②患者中心の医療，③健康に関するパラダイムシフト，④医療資源の有限性に対する認識があげられる．生命予後の改善などの伝統的なアウトカム指標のみでは医療評価には不十分であることから，患者立脚型のアウトカム指標が必要になってきたことが明確に認識されるようになったのである．

アウトカム
医療の最終的な結果・転帰．具体的には，死亡，発症，重症化など．
従来の疫学研究や臨床研究では，疾患の発症，重症化，合併症の発症，死亡といった客観的指標（ハードアウトカム）が用いられてきたが，最大のアウトカムである平均寿命では，生きている間時間をどう過ごすか，QOL が重要になってきている．

症状スケール
質問票などを用いて医師や医療関係者を通さずに測定することがある．症状スケールで測定されるのは，症状のみで日常生活へのインパクトなどは含まれてないため，QOL とは区別する必要がある．

パラダイムシフト
これまでの疾病を治癒・克服により達成される「疾患克服型健康パラダイム」から，健康の維持・増進が重要である新しいパラダイムが国民の側に生まれてきた．医師の「病気か」「病気でない」の分類に代表される二元的なパラダイムと対照を成すものである．

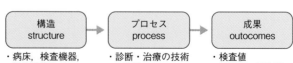

図 1.1.1 医療評価：Donabedian のモデル
（A. Donabedian 著，東　尚弘訳：医療の質と評価方法，健康医療評価研究機構，2007）

医療の質評価において，構造（structure），過程（process），結果（outcomes）という3つの要素に着目するDonabedianのモデルが提唱されている．本モデルにおいて結果すなわちアウトカムは，医療評価の中で最も重要な要素として位置付けられている（図1.1.1）．

f. 健康関連QOL

　健康領域あるいは，医療の領域で用いるQOLを健康関連QOL（health-related QOL：HRQOL）で分類することで，国際的にコンセンサスが得られるようになった．HRQOLを構成する基本的要素についての国際定義は「身体機能」「メンタルヘルス」「社会生活・役割機能」の3つの要素が基本となり，加えて「痛み」「活力」「睡眠」「食事」「性生活機能」などの要素も付加的に含まれることがある．その概念図を示す（図1.1.2）．

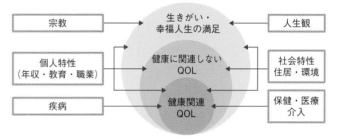

図1.1.2　健康関連QOLの概念図
（池上他；臨床のためのQOL評価ハンドブック，医学書院，p.5，2011）

福原らは以下のようにQOLの活用ができるとしている．

①治療効果の評価の指標として

②疾患・症状が患者に与えるburdenの定量化

③QOLに影響する要因の同定

④将来のアウトカムの予測因子として

⑤疾患・病態のスクリーニングツールとして

⑥患者と医療者が共同して治療選択肢を決定する（shared decision making）際の情報源として

⑦診療場面での活用

　人の健康にかかわる課題はQOLとの関連が数多く見られる．対象者にとってもっとも望ましい状況へ向けてのQOL向上に栄養教育は寄与しなければならない．

g. 栄養教育の目的・目標

　栄養教育の最終的な目的は，対象とする個人や集団のQOLの向上を図るために，適正な食生活を営み，望ましい健康状態を維持増進できるよう教育的手段を用いて好ましい食行動の実践とそれを習慣化させることである．この目的の達成のためには，以下の教育目標を総合的に達成することにより，

治療効果の評価
　腎不全の患者に腎移植を行うと貧血が改良される．貧血の検査ヘモグロビン（Hb）だけでなくQOLを測定．

burden
　負担感．たとえば花粉症が個人にどれだけの負担を与えているか，主観的な負担感からQOLを定量化する．

治療選択肢を決定する際の情報源
　ある疾患に対し，決め手となる治療法が存在せず，複数の選択肢がある場合，患者の価値観を取り入れ，意思決定の際には，QOLのエビデンスの活用も重要．

学習者に自己管理能力を習得させ，おのおのの QOL の向上を目指す（第3章参照）．

　①健康・栄養知識の理解と定着

　②食知識の理解と定着

　③動機づけによる食態度の形成

　④食スキルの習得

　⑤食行動の変容と維持

　⑥栄養・食生活情報の評価と選択能力の獲得

　⑦自己管理能力の習得

　⑧他者への栄養にかかわる支援能力の獲得

　⑨望ましい環境づくり

栄養アセスメントの結果より学習者に沿った以下の目標を立て進める．

　①実施目標　　　　④行動目標

　②環境目標　　　　⑤結果（アウトカム）目標

　③学習目標

これらを経時的に見た場合

　①長期目標　　　②中期目標　　　③短期目標

● 1.1.2　栄養教育と生活習慣 ●

a. 生活習慣と生活習慣病

　国民の生活環境や生活習慣が，がんや脳卒中，心疾患などの発症に関係することが明らかになり，1996（平成8）年に厚生省により新しい概念の生活習慣病（life-style related disease）が提唱された．概念の起こりとして，1972（昭和47）年にアメリカのブレスローが示した「7つの健康習慣」がある．

　生活習慣病とは，疾病の発症要因として，遺伝要因と外部環境要因を除去し，不適正な生活習慣がリスクファクターとなり発症する疾患群をいう．生活習慣病は非感染症の慢性疾患であり，その発症要因からマルチプルリスクファクターシンドロームとよばれたり，その病態から最近ではメタボリックシンドロームとよばれる．

　生活習慣病の定義は「食習慣，運動習慣，休養，喫煙，飲酒などの生活習慣が，発症・進行に関与する疾患群」とされた．したがって，生活習慣を改善することにより発症や進行を予防することができる疾病である．

b. 栄養教育と生活習慣（食生活，身体活動・運動，飲酒，喫煙，休養，睡眠）

　生活習慣病対策には，健常者への食習慣の改善を目標とした一次予防，移行期にある半健康人への発症予防と早期発見・早期治療を目的とした二次予防，さらに発症後の増悪化防止やリハビリテーションとしての三次予防がある．

　生活習慣は幼児・小児期から身についていくもので，生活習慣病の予防としては，子どものときから健康的な習慣をつくり，生涯を通じた行動に結び

7つの健康習慣
①適正な睡眠時間
②喫煙しない
③適正体重の維持
④過度の飲酒をしない
⑤定期的にかなり激しい運動をする（日本では「定期的に適切な運動をする」）
⑥朝食を毎日食べる
⑦間食しない
　この中から，少しでも多くの項目を実施した者ほど，罹患が少なく寿命が長いといわれた．

生活習慣病のリスク
たとえばインスリン抵抗性がある人には，糖尿病・脂質異常症・高血圧・肥満などのいわゆる生活習慣病が重なりやすい．すなわち，1人の患者が多数の心疾患の危険因子（リスクファクター）をもつことから，マルチプルリスクファクターシンドロームという．

つけることが必要である．そのためには，地域，幼稚園・保育所，学校，家庭との連携をとった教育の実施が重要である．

成人の場合は，2008（平成20）年4月より，特定健康診査・特定保健指導が導入された．これまでの健診や保健指導は老人保健事業や産業保健の一環として行われてきたが，これからの健診はこれまでの早期発見・早期治療から内臓脂肪型肥満に着目した早期介入・行動変容につながる保健指導を行うことに主眼を移す．健診受診者全員に対し，階層化（p.147参照）された保健指導を提供する．評価をアウトプット（実施回数や参加人数）に加え，アウトカム（行動変容による糖尿病などの患者・予備軍25％の減少）で行う．また，事業の実施主体を市町村から医療保険者（国保，保険組合，共済組合など）とし，医療費抑制のための予防活動を医療保険者自らが被保険者を対象に同じく2008（平成20）年から実施されている．

医療機関や福祉施設における生活習慣病への栄養食事療法の目的は，移行期にある早期患者の発症予防と発症後の治療，さらにリハビリテーションとしての機能回復になる．たとえば，過食や脂肪の過剰摂取により肥満が形成され，肥満によりインスリン抵抗性が出現して，そのことにより糖尿病・脂質異常症・高血圧などが発症する．さらに，これらが危険因子となり動脈硬化が起こり，心筋梗塞や脳梗塞へ発展する．したがって，過食や脂肪の摂取量の調整で肥満を改善することが第一に重要になる．

生活習慣病の治療においては，食生活を改善しないと，病態は増悪化し合併症も起こりやすくなり，合併症が出現するとさらなる栄養食事療法が必要になる．たとえば，糖尿病の食事療法では低エネルギー食にすることが基本になるが，糖尿病性腎症が合併すれば，たんぱく質の負荷が腎臓の糸球体濾過を低下させるために，たんぱく質の制限もあわせて実施する必要がある．

健康日本21（第二次）

健康増進法に基づき策定された「国民の健康の増進の総合的な推進を図るための基本的な方針（平成15年厚生労働省告示第195号）」は，国民の健康の増進に関する基本的な方向や国民の健康の増進の目標に関する事項などを定めたものであるが，見直され「健康日本21（第二次）」が出された（平成24年7月10日厚生労働省告示430号）．

「すべての国民が共に支え合い，健やかで心豊かに生活できる活力ある社会」を目指し，①健康寿命の延伸と健康格差の縮小，②主要な生活習慣病の発症予防と重症化予防，③社会生活を営むために必要な機能の維持および向上，④健康を支え，守るための社会環境の整備，⑤栄養・食生活，身体活動・運動，休養，飲酒，喫煙および歯・口腔の健康に関する生活環境および社会環境の改善，の5つが基本的な方向として提案された．

栄養教育の際には，栄養・食生活のみならず，ほかの生活習慣（身体活動・運動，休養，飲酒，喫煙など）にかかわる改善のための支援もあわせて行う必要がある．これらも食生活と同様，長い期間の経過を経て形成された習慣であることが多い．

「健康日本21（第二次）」においても，生活習慣の望ましい5つの指標の目安と数値目標があげられている．

栄養・食生活 適正体重を維持している者の増加，適切な量と質の食事を摂る者の増加（主食・主菜・副食を組みあわせた食事，食塩摂取量の減少，野菜・果物の摂取量の増加），共食の増加，孤食の子どもの減少，食品中に食塩や脂肪の低減に取り組む食品企業飲食店の登録数の増加，利用者に応じた食事の計画調理および栄養の評価，改善を実施している特定給食施設の割合の増加など．

身体活動・運動 日常生活における歩数の増加，運動習慣者の割合の増加，住民が運動しやすい街づくり・環境整備に取り組む自治体数の増加．

休養　睡眠による休養を十分とれていない者の割合の減少，週労働時間 60
時間以上の雇用者の割合の減少．

飲酒　未成年者ならびに妊娠中の飲酒をなくす，生活習慣病のリスクを高め
る量を飲酒している者（1 日あたりの純アルコール摂取量が男性 40 g
以上，女性 20 g 以上の者）の割合の減少．

喫煙　成人の喫煙率の減少，未成年者・妊娠中の喫煙をなくす，受動喫煙
（家庭・職場・飲食店・行政機関・医療機関）の機会を有する者の割合
の減少．

歯・口腔の健康　口腔機能の維持・向上（60 歳代における咀しゃく良好者
の割合の増加），歯の喪失防止，歯周病を有する者の割合の減少，乳幼
児・学齢期のう蝕のない者の増加，過去 1 年間に歯科検診を受診した者
の割合の増加．

表 1.1.1　栄養指導・栄養教育の歴史

西暦	事柄
1886	森 林太郎　脚気予防調査会設立
1889	鶴岡市忠愛小学校で学校給食開始
1914	佐伯矩　私立栄養研究所創設
1920	国立栄養研究所の設立（初代所長佐伯矩）
1925	佐伯 矩　私立栄養学校設立
1926	栄養技手の誕生　各府県で栄養改善事業開始
1927	「保健所法」制定　保健所業務の中に栄養の改善に関する指導を行うことを定める
1938	「厚生省」設置　栄養業務は内務省から厚生省へ移管
1945	GHQ の指令により東京都の住民の栄養調査の実施，国民栄養調査の始まり
	「栄養士規則」「私立栄養士養成所指定規則」公布
1947	「栄養士法」公布により栄養士資格が法制化「保健所法」公布
	学校給食開始（ララ物資援助）
1948	「医療法」制定　医療法施行規則公布（100 床以上の病院に 1 人の栄養士配置義務）
1952	栄養改善法制定　厚生省に公衆保健局栄養課が新設
1954	学校給食法制定
1956	栄養指導車（キッチンカー）による巡回栄養指導開始
1958	「調理師法」公布　病院基準給食制度実施，厚労省「六つの基礎食品」発表
1962	「栄養士法」一部改正，管理栄養士の登録制度発足
1965	「体力づくり国民会議」発足，母子保健法公布
1969	「日本人の栄養所要量」策定
1972	国民栄養調査法改正：年 1 回 3 日間の調査
1974	学校給食法の一部改正　学校栄養職員の配置
1975	「第一次改訂日本人の栄養所要量」策定
1978	第一次国民健康づくり運動の開始
1979	厚生省第二次改訂「日本人の栄養所要量」策定
1982	老人保健法の制定
1984	厚生省第三次改訂「日本人の栄養所要量」策定
1985	厚生省「健康づくりのための食生活指針」策定
	「栄養士法」「栄養改善法」の一部改定により管理栄養士国家試験制度の制定
1986	厚生省「肥満と痩せの判定表」策定　加工食品の栄養成分表示制度開始
1987	第 1 回管理栄養士国家試験実施
1988	第 2 次国民健康づくり運動の開始（アクティブ 80 ヘルスプラン）
1989	厚生省「健康づくりのための運動所要量」策定
1990	厚生省「健康づくりのための食生活指針（対象特性別）」策定

表 1.1.1　つづき

西暦	事柄
1993	特定保健用食品の表示許可が始まる，厚生省「健康づくりのための運動指針」制定
1994	厚生省「健康づくりのための休養指針」「地域保健法」制定，入院時食事療法制度の創設
1995	特別用途食品表示許可制度　食品の栄養表示基準の制定，学校給食の所要量・標準食品構成表の改訂
1996	「成人病」から「生活習慣病」への呼称変更
1998	厚生省「21世紀の管理栄養士あり方検討会」から21世紀に向けた管理栄養士制度改革の諸施策の打ち出し
2000	厚生省「健康日本21」10年計画で進める健康づくりの総合計画を策定
	厚生省，農林水産省，文部省の3省合同で「食生活指針」策定
	介護保険事業のスタート
2003	「健康増進法」制定
2005	「食育基本法」制定，「日本人の食事摂取基準（2005年）」策定
	栄養教諭制度創設
2006	「食育推進基本計画」「妊産婦のための食生活指針」策定
2007	「授乳・離乳の支援ガイド」策定
2007	「仕事と生活の調和ワークライフ・バランス憲章」「仕事と生活の調和推進のための行動指針」策定
2008	特定健診・特定保健指導
	「食物アレルギーの栄養指導の手引き」「食物アレルギーの診断の手引き」発表
2009	食品表示に関する制度が消費者庁へ移管　学校給食法改正(2009年4月1日施行)
	厚生労働省「日本人の食事摂取基準（2010年版）」発表
2010	第2次食育推進基本計画策定
2012	文部科学省「日本食品標準成分表2010」発表
	21世紀における第2次国民健康づくり運動「健康日本21(第二次)」発表
2013	「健康づくりのための身体活動基準2013」発表
	「健康日本21（第二次）」
2014	厚生労働省「日本人の食事摂取基準（2015年版）」発表
	「健康づくりのための睡眠指針2014」発表
2015	文部科学省「日本食品標準成分表2015年版（七訂）」発表
2016	第3次食育推進基本計画策定
2018	後期高齢者保健事業の全国展開
2019	「授乳・離乳の支援ガイド2019年版」
	厚生労働省「日本人の食事摂取基準2020年版」発表
2020	文部科学省「日本食品標準成分表2020年版」（八訂）発表
	厚生労働省「日本人の食事摂取基準」
	文部科学省「学校給食摂取基準」策定
2021	「第4次食育推進基本計画」策定
	文部科学省「学校給食実施基準」施行
	栄養サミット（2020：東京）

参　考　文　献

土井由利子：総論 QOL の概念と QOL 研究の重要性. *J. Natl. Inst. Public. Health,* **53**（3），2004

Donabedian, A. 著, 東　尚弘訳：医療の質と評価方法，健康医療評価研究機構，2007

岡崎美弥子他：健康関連「生活の質」評価としての WHO QOL. 行動計量学, **25**（2），76-80，1998

厚生労働省：健康日本21（第二次）分析評価事業

日本健康教育学会ホームページ

池上直巳他：臨床のための QOL 評価ハンドブック，医学書院，2011

福原俊一他：QOL 評価学—測定，解析，解釈のすべて，中山書店，2011

竹上未紗，福原俊一：誰も教えてくれなかった QOL 活用法，健康医療評価研究機構，2010

1.2　栄養教育の対象と機会

■到達目標（point）
①ライフステージ・スタイルにおける対象と機会について理解できる
②栄養教育に関わる個人，組織単位，地域社会における教育の場について理解できる
③医療，介護，福祉の場における栄養教育について理解できる

● 1.2.1　ライフステージ・ライフスタイルからみた対象と機会 ●

　人間の一生は，胎児期を経て成長・発達し，やがて成人となり，さらに高齢期を経て死にいたる．このような一生の変化を加齢（aging）と称する．

　栄養教育の対象をライフステージの観点からみると，出生前の胎児期，出生後の新生児期，乳幼児期，学童期，思春期，成人期，更年期，高齢期（前期・後期）に分類される．各ライフステージでは，健全な成長・発育，健康増進，疾病予防のために，適切なエネルギー量や栄養素量を摂取する必要がある．しかし，人間の成長・発達には，性別・人種・遺伝的素因などの個人差，また生活環境因子などによる個人差がある．成長期以降は，成人期と高齢期に大きく分けることができるが，女性の場合には妊娠・出産・授乳や更年期もライフステージに加わることになる．また，それぞれのライフステージにおいて，さまざまなライフスタイル（生活習慣）があり，栄養教育の課題がある．

● 1.2.2　健康状態からみた対象と機会 ●

　栄養教育の対象を健康状態からみると，健康，半健康，半病気，病気の状態になる．予防医学における予防の概念は，一次予防，二次予防，三次予防の３段階に分けることができる．健康状態が良好であれば，健康の維持増進を目指す一次予防，臨床的に疾病を有する診断がついた場合は治療（患者栄養教育）の対象および悪化を防ぐ二次予防の対象となる．治療予後が慢性的に経過する場合には，機能の改善と再発防止を目的とした三次予防の対象となる．このように人は一生をさまざまな状態や条件のもとで生活する．

　介護予防における一次予防は，おもに活動的な状態にある高齢者を対象に，生活機能の維持・向上に向けた取り組みを行い，要介護状態になることの予防を行う．いわゆる「予防的対応」である．予防的対応を行うとき，必要となる専門職は，保健・医療・福祉にかかわるさまざまな専門職があがる．そのなかで管理栄養士・栄養士の必要性が浮かびあがってくる．「予防的対応」をするためには，まず，対象者を探し出し，対応の必要性を説明し，相手からの了解を得て，必要に応じて地域住民の予防を行う．二次予防

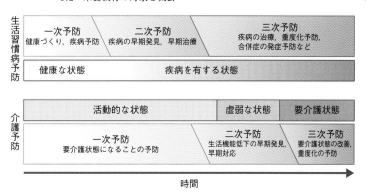

注）一般的なイメージであって，疾病の特性などに応じて上記に該当しない場合がある．

図 1.2.1 生活習慣病予防および介護予防の「予防」の段階

は生活機能低下の早期発見，早期対応をし，要支援状態となることを遅らせる．三次予防は，要支援・要介護状態の改善や重度化予防，合併症の発症や後遺症の予防を行う（図 1.2.1）．

対象となる個人の栄養教育では複数の属性をもつので，生活の背景にある情報を十分に把握して，個人の実態に即した教育を展開する努力が必要である．

集団の栄養教育では，対象をそれぞれの属性でとらえ，それぞれの属性の特徴や代表的な課題について栄養教育を展開することにより，効率のよい教育ができる．

◉ 1.2.3 個人・組織・地域社会のレベル別にみた対象と機会 ◉

栄養教育は，個人だけでなく学校や事業所などの組織単位や，地域社会も対象にして行われる．

a. 栄養教育の場

1）地域保健の場

わが国は，急速な高齢化，少子化，生活習慣病の増加などから，疾病対策において二次予防，三次予防にとどまることなく，一次予防に重点が置かれるようになった．また，地域住民の保健サービスに対する期待やニーズも多様化している．こうした状況から，1994（平成 6）年に「地域保健法」が保健所法より改編され，1997（平成 9）年から施行され，地域保健対策の総合的な推進・強化を図るために国，都道府県，市町村のそれぞれが役割分担することが明確化された．また，2002（平成 14）年には，国民の健康の増進の総合的な推進を図るための基本的な施策として，栄養改善法が「健康増進法」へと改編された．

i）保健所，市町村の業務

地域保健における栄養教育は，住民の健康づくり，食生活の改善のための直接的な支援手段として行われている．これらは，①都道府県レベルにおける保健所を中心とした栄養改善活動，②中核市（2014（平成 26）年の法律

中核市
人口 20 万以上の市の申出に基づき政令で指定．全国 62 市（2021 年 4 月現在）である．内訳は，北海道（2市），東北（9 市），首都圏（13 市），北陸（3 市），中部圏（7 市），近畿（14 市），中国（4 市），四国（4 市），九州（5 市），沖縄（1 市）．

表 1.2.1 行政栄養士業務指針の構造

都道府県	保健所設置市および特別区	市町村
(1) 組織体制の整備		
(2) 健康・栄養課題の明確化と PDCA サイクルに基づく施策の推進		
(3) 生活習慣病の発症予防の徹底のための施策の推進		
(4) 社会生活を自立的に営むために必要な機能の維持および向上のための施策の推進		
市町村の状況の差に関する情報の収集・整理,還元する仕組み	①次世代の健康 ②高齢者の健康	①次世代の健康 ②高齢者の健康
(5) 食を通じた社会環境の整備の促進		
①特定給食施設における栄養管理状況の把握および評価に基づく指導・支援 ②飲食店によるヘルシーメニューの提供などの促進 ③地域の栄養ケアなどの拠点の整備 ④保健,医療,福祉および介護領域における管理栄養士・栄養士の育成 ⑤健康増進に資する多領域の施策の推進 ⑥健康危機管理への対応	①特定給食施設における栄養管理状況の把握および評価に基づく指導・支援 ②飲食店によるヘルシーメニューの提供などの推進 ③保健,医療,福祉および介護領域における管理栄養士・栄養士の育成 ④食育推進ネットワーク構築 ⑤健康危機管理への対応	①保健,医療,福祉および介護領域における管理栄養士・栄養士の育成 ②食育推進ネットワーク構築 ③健康危機管理への対応

(厚生労働省健康局がん対策・健康増進栄養指導室)

改正により人口 30 万人以上から人口 20 万人に変更), 政令指定都市（人口 50 万人以上）, 特別区（東京都 23 区）の保健所の栄養改善活動, ③市町村における栄養改善活動とに分けられる. 保健所での栄養改善活動は, 地域住民の健康課題や栄養問題を把握し, その状況に応じた栄養改善のための事業計画, 地域保健栄養体制の整備, 関係機関の調整, 市町村の支援, 高度な専門技術が必要な栄養指導, 特定給食施設への指導などがおもな業務となっている. 市町村レベルでは, 地域住民への身近で頻度の高い保健サービスを実施する活動が主体となり, 母子保健事業, 学童・思春期保健事業, 成人・老人保健事業などにおける栄養相談や一般的な栄養指導, 地域の栄養改善活動の一端を担う食生活改善推進員の養成などがおもな業務となっている. 行政栄養士業務指針の推進を示す（表 1.2.1).

　ⅱ) 市町村栄養士の役割

　健康増進法では「市町村は医師, 歯科医師, 薬剤師, 保健師, 助産師, 看護師, 准看護師, 管理栄養士, 栄養士, 歯科衛生士その他の職員に, 栄養の改善その他の生活習慣の改善に関する事項につき住民からの相談に応じさせ, 及び必要な栄養指導その他の保健指導を行わせること」と定められているが, 施行にあたっては, 「栄養改善法においては管理栄養士・栄養士が栄養相談, 栄養指導を行うこととされていたが, 健康増進法においてもその趣旨は変更されていないものであること」（厚生労働省健康局長通告, 平成 15 年 4 月) とされている. 市町村は, 住民の健康の保持増進を目的とする基礎的な役割を果たす地方公共団体と位置付けられ, 住民の身近な健康問題に取り組むとされている. 市町村栄養士は地域保健分野において, 多職種との連携を図りながら, その専門性を示していくことが重要である.

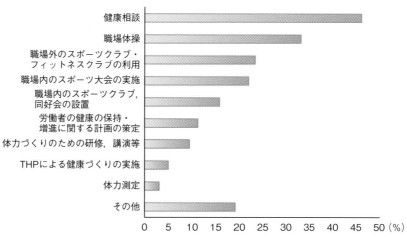

図1.2.2　健康の保持・増進の取組内容別事業所割合
（厚生労働省：平成19年労働者健康状況調査結果の概況）

2）産業保健の場

産業保健は，労働安全衛生法をもとにしてできた「事業場における労働者の健康保持増進のための指針」に沿って進められている．「事業場における労働者の健康保持増進のための指針」は，「心とからだの健康づくり」を基本とするため，THP（トータルヘルスプロモーションプラン）指針ともいわれる．THPは，厚生労働省によって推進されている心とからだの健康づくりシステムであり，健康診断の結果に基づいて，健康指導（運動指導，保健指導，メンタルヘルスケア，栄養指導）を行うものである．そのスタッフとして，産業医，心理相談員，健康運動指導士らとともに産業栄養指導者として管理栄養士・栄養士も参画している（図1.2.2）．産業栄養指導者は，健康測定の結果に基づき，食生活上問題が認められた労働者に対して，健康測定の結果および指導票に従って，栄養の摂取量にとどまらず，労働者個々の食習慣や食行動の評価とその改善に向けての指導を担っている．

事業所給食は，従業員の健康の確保と増進，企業の生産性と能力向上を目的に給食管理や栄養教育を行う．喫食者の年齢は幅広く性別，体格，業務強度などの環境の違いから必要とする食事摂取基準は対象者によって異なる．

近年，定期健康診断による労働者の有所見率は増加傾向を示しており2016（平成28）年度では53.8％とされている（厚生労働省：平成28年度定期健康診断結果）．職場での労働災害を防ぐための1つとして中高年になっても心身ともに快適な生活を送れるようにすることがあげられる．そこで高齢社会，技術革新の進展のなかでの職場における労働者の安全と健康を確保するために，事業所ごとに労働者の健康づくりに取り組むことが望まれる．

ⅰ）個人指導

本人の健康感を大事にして，それぞれの年代や行動変容の準備性にあわせ

THP
　厚生労働省は，働く人の健康の保持増進に資するため，1988（昭和63）年からTHP（トータルヘルスプロモーションプラン）を愛称として，働く人の心とからだの健康づくりを推進している．

健康測定
　各労働者の健康状態を把握し，その結果に基づいた運動指導，保健指導，メンタルヘルスケアなどの健康指導を行うために実施される生活状況調査や医学的検査（体格，循環機能，血液一般，尿検査，呼吸機能）などのことをいい，疾病の早期発見に重点を置いた従来の健康診断との目的が異なる．

て進めていきながら行動変容を促すことが重要なポイントとなる．時間的には，就業時間内で多くの対象者と話をするために1人にかける時間は短く15分程度で実施することがある．

　ⅱ）集団指導

　対象者のニーズにあったテーマを設定して，集団教育であることをいかして進行することが重要である．時間的には45〜60分程度である．事業所からのニーズとして多いのは，健康診断後の個別面談，健診会場でのワンポイント指導，社内全体を対象とした研修会などでの集団教育，たとえば肥満者を集めた小集団（20人以下）でのダイエット教室などである．また，従業員食堂でのヘルシーメニューの提供やレシートに栄養価表示を利用した実践的な食教育を行う．

　ⅲ）特定健康診査・特定保健指導

　特定健康診査・特定保健指導では，内臓脂肪蓄積に着目したリスクにより階層化し，早期に介入しようという考え方を基本としている．したがって，ほとんど自覚症状がない人が指導の対象者になることもある．食事や健康に対する意識もさまざまで，とくに関心期，無関心期にあたる対象者に，適正な食習慣や健康づくりへの意識づけ，行動変容を促すことが求められる．

　3）医療の場

　栄養教育の対象はおもに，入院患者，外来患者，在宅患者に分類される．

　ⅰ）入院患者への栄養教育

　①栄養ケア：栄養ケアの観点から，入院患者の栄養状態を評価し，その改善のための栄養教育を行うことが重要な管理栄養士の役割の一つとなっている．たとえば，低栄養状態の患者の場合，その原因を知り，十分な栄養を確保するための具体的な方策を，患者や家族に理解させることがあげられる．また，入院患者は病気，治療・検査，生活環境の変化，不安，抑うつなどさまざまな理由で食欲不振に陥る場合がある．このような場合には，摂取量増加のためのベッドサイドでの教育的働きかけが必要となる．

　②入院中の食事の意義：入院中には糖尿病，腎臓病，高血圧，消化器疾患などそれぞれの病態に応じた栄養ケアが行われるが，退院後は，患者，家族，介護者などが栄養食事療法の具体的な実践方法を習得し，一般の生活の場で実践していく必要がある．そのために，病院食は，患者にとって視覚，量的・質的感覚，味覚のうえで適正なものとして体験できると同時に，病態や栄養評価の推移などから栄養食事療法の効果や意義を確認できる媒体としてなりうるものである．したがって，病院食を有効な媒体としてベッドサイドなどで栄養教育を行うことが大切である．

　③集団教育：医療の場での集団教育の1つに，糖尿病の教育入院のように，糖尿病の知識，薬物療法の知識，運動療法，生活習慣の注意点など

とともに，栄養食事療法の具体的な実践方法などを，一定のプログラムのなかで系統的に教育する方法がある．また，糖尿病，高血圧症，腎臓病，脂質異常症などを対象として，栄養食事療法を中心とした集団教育も行われる．一定の条件を満たすことで医療保険制度における診療報酬として算定できる．

④個別教育：入院中に提供される食事を基準に，栄養食事療法の知識の習得をおもな目的として行われるが，退院後の生活活動の変化を考慮する場合もある．退院後できるだけ，外来で継続的に教育していくことが大切である．医療保険制度における診療報酬としての算定額は表1.2.2のとおりである．

⑤クリニカルパス：わが国では，医療費の抑制が社会的課題となっており，医療費の出来高払いから定額支払い制への変換が行われつつある．医療費定額支払い制のもとでは，いかに適正な医療を効率よく行っていくかが重要となるが，その目的達成のためにクリニカルパスの導入が行われつつある．クリニカルパスは一定の疾患や疾病をもつ患者に対しての入院指導，オリエンテーション，ケア処置，検査項目，退院指導などを時系列，介入別に，一覧表にした総合的な診療計画表である．クリニカルパスの導入によって，医師，看護師，管理栄養士，薬剤師，その他の医療専門職が連携しながら患者ケアを効率よく行うことが可能となることや，患者が受ける医療の内容を明らかにすることで，インフォームド・コンセントや医療現場での患者と医療者との情報の共有が可能となることなども期待できる．栄養・食事もクリニカルパスの重要なケア介入単位の一つであり，入院中の栄養管理・栄養ケアおよび社会復帰後の栄養食事療法実践のための栄養教育を，いかにクリニカルパスに組み込んでいくかが管理栄養士の課題となっている．

インフォームド・コンセント　医学的処置や治療に先立って，患者がそれを承諾し選択するのに必要な情報を医師から受ける権利．

ⅱ）外来患者への栄養教育

外来患者に対しても入院患者と同様に，個別，集団の両方の教育が行われる．

①個別教育：患者が社会活動をするなかで栄養食事療法が実践できるよう自己管理していくことが可能となる援助を行う．しかし，患者が実践するにあたっては，さまざまな因子によって妨げられる．したがって，患者個々の条件や特性を考慮したうえで，十分な動機づけを行いながら，継続的に教育していくことが求められる．医療保険制度における診療報酬としての算定額は表1.2.2のとおりである．

②集団教育：同じ健康上の問題を抱えた集団のなかで，知識の獲得を目的として行われるのが，糖尿病教室，減塩教室，腎臓病教室などである．最近では，一方通行的な講義形式以外に，グループ・アプローチを取り入れた健康学習型の集団教育も行われている．また，栄養食事療法に関する調理実習や試食会など，実習を取り入れたものも効果が期待されて

表1.2.2 診療報酬における栄養食事指導料

種類	指導時間	回数	算定額（1人あたり）
集団栄養食事指導料[*1]	40分以上	月1回まで（入院中の患者は入院期間中2回まで）	80点
外来栄養食事指導料	イ．初回（概ね30分以上） ロ．2回目以降（概ね20分以上）	イ．月2回まで（初回指導実施月） ロ．月1回まで（その他の月）	イ．初回（260点） ロ．2回目以降 対面：200点／情報通信機器利用：180点
入院栄養食事指導料	イ．初回（概ね30分以上） ロ．2回目（概ね20分以上）	入院中2回，週1回まで	初回260点，2回目200点
在宅患者訪問栄養食事指導料[*2]	1回の指導時間は，30分以上	月2回まで	在宅患者訪問栄養食事指導料1 　イ．単一建物診療患者が1人の場合530点 　ロ．単一建物診療患者が1人の場合480点 　ハ．イ及びロ以外の場合440点 在宅患者訪問栄養食事指導料2[*3] 　イ 単一建物診療患者が1人の場合510点 　ロ 単一建物診療患者が1人の場合460点 　ハ イ及びロ以外の場合420点

※指導料の算定式は「点数×100（円）」
[*1] 入院中の患者とそれ以外の患者が混在して指導していてもよい．1回の指導における患者数は15人以下とする．
[*2] 食事の用意や摂取などに関する具体的な指導を行う．在宅療養者以外，単一建物居住者については，有料老人ホーム，ケアハウス，サービス付き高齢者向け住宅（サコージュ）など．
[*3] 管理栄養士は当該診療所以外の栄養ケア・ステーション又は他の保険医療機関に限る．

（厚生労働省：2020（令和2）年度診療報酬改定）

いる．参加者は，調理実習や試食会の料理や食事を，量的感覚，味覚のうえから適正なものとして把握できる，講師の調理デモンストレーションや自分たちで経験した実習をもとに調理技術を習得できるなどの利点もある．医療保険制度における診療報酬としての算定額は表1.2.2のとおりである．

iii）在宅患者の栄養教育

在宅患者の栄養教育は，訪問栄養食事指導で個人教育のみが行われる．医療保険の使用は，在宅栄養患者訪問栄養食事指導，介護保険の場合は居宅療養管理指導である．

4）学校教育の場

食に関する指導には，学校および児童生徒の実態や学年構成などにより，個別指導，集団指導，全体指導に大別される．

ⅰ）個別指導

児童生徒のなかには，生活習慣に起因する健康課題，肥満傾向，痩身傾向，アレルギーあるいは朝食欠食といった食習慣の問題などさまざまな課題を抱えている者が少なくない．また，スポーツの部活動に所属している児童生徒などのように個別の栄養教育を必要とする者が存在する．したがって，個別教育の対象となる児童生徒は，偏食傾向，食物アレルギー，肥満傾向，痩身傾向，部活動などでスポーツをする児童生徒である．学校栄養士が十分なカウンセリング機能を発揮するためには，保護者との話しあいや養護教諭・担任との連携が必要である．児童対象の個別指導では，いずれも事前・

事後の変容の把握が重要である．また，個別指導にあたり，身体的データや個人情報などの管理は慎重に扱う．

ⅱ）集団指導

通常，学級ないし学年の規模での学習形態がとられることが多い．児童生徒が目標や課題を共有しながら集団としての一体感が高まり，お互いに励ましあい協力しあって学習に取り組むのに適正規模の指導形態といえる．目標や課題によっては学級を小集団に分ける場合がある．

ⅲ）全体指導

朝礼・朝会・集会時の指導が全体指導にあたる．どの学年の児童生徒にもかかわる学校全体で取り組む大きな課題をもたせ，全校としてのレベルアップを図るときに効果的である．

ⅳ）学校・家庭・地域が連携した食に関する指導

学校は食の全体計画を含め，食育の取り組みを広く家庭，地域に説明する責任がある．積極的な情報発信を行う．食生活や生活習慣の改善は家庭の理解・協力なしにはありえない．学校から家庭への啓発活動を行い家庭での食育を促すことが重要である．地域社会では，地域の教育・医療関係者，生産者（農林漁業者や関係団体など）が存在する．学校における食に関する指導において，地域の関係機関・団体などの協力を得たり，地域での食育の取り組みと連携を図り，ネットワークを構築しておくことはきわめて重要である．

近年，児童生徒において朝食の欠食率の増加，カルシウム不足や脂質の過剰摂取などの偏った栄養摂取など，食に起因するさまざまな健康障がいが増加している．このような現状から，1997（平成9）年9月の文部省保健体育審議会答申では，「栄養素を教える教育」から「食に関する指導」へと転換された．

さらに，これらの食に関する指導を担当する栄養教諭が2005（平成17）年4月より創設された．栄養教諭は教育に関する資質とともに，栄養に関する専門性をもつことが求められており，学校給食を「生きた教材」として活用した効果的な指導を行うことが期待されている．2015（平成27）年4月1日現在，全国で5,356名の栄養教諭が配置されている．

ⅰ）栄養教諭の職務内容

食に関する指導と学校給食の管理を一体のものとし，以下の点があげられている（中央教育審議会初等中等教育文科会教員養成部会：栄養教諭の養成・免許制度の在り方について，2004年1月9日）．

①生活習慣病の予防，食物アレルギーへの対応に関する児童生徒への個別の事情に応じた相談指導．

②学級担任や教科担当が作成する年間指導計画のもとに学校給食の時間や学級活動，総合的な学習の時間などにおいて，学級担任や教科担任と連携しつつ食に関する指導を行う．学校において食に関する指導にかかわ

る全体的な計画を策定するにあたっては，栄養教諭がその高い専門性を
いかして積極的に参画し，実施していく．

③食に関する指導を効果的に進めるため，保護者などへの啓発や学校内外
　を通じて教職員や関係機関などとの連携を密接に図るためは，食に関す
　るコーディネーターとしての役割を果たすことが求められる．

④学校給食における栄養管理や衛生管理，物資管理などの学校給食の管理
　を行う．

ⅱ）栄養教諭の免許状の取得

教諭の免許状のなかに専修（大学院修士課程修了）および標準的な免許
状である一種（大学卒業程度）と二種があるが，その取得には，栄養に関す
る深い専門的知識・技術を養うために，管理栄養士免許の取得に必要な同程
度の専門性を有することが求められている．

5）給食経営管理の場

給食はさまざまな場で実施されるが，特定かつ多数の者に対して継続的に
食事を供給する施設のうち「1回100食以上または1日250食以上の食事を
提供する施設」を特定給食施設というと定められている（健康増進法施行規
則第5条）．

ⅰ）管理栄養士の配置

以下の施設には管理栄養士の必置義務が課せられている（健康増進法施行
規則第7条）．

①医学的な管理を必要とする者に食事を供給する特定給食施設であって，
　継続的に1回300食以上または1日750食以上の食事を供給するもの．

②①以外の管理栄養士による特別な栄養管理を必要とする特定給食施設で
　あって，継続的に1日500食以上または1日1,500食以上の食事を供給
　するもの．

具体的な施設としては，病院，介護老人保健施設，児童福祉施設（乳児
院，児童養護施設，知的障がい児施設など）やその他の社会福祉施設（養護
老人ホーム，特別養護老人ホーム，身体障がい者療護施設など）がある．

ⅱ）利用者への情報提供

特定給食施設では，利用者の身体の状況，栄養状態，生活習慣などを定期
的に把握した結果に基づいて，適当な熱量および栄養素の量を満たす食事を
提供するとともに，栄養教育の観点からは，利用者への栄養に関する情報の
提供をすることとなっており，そのおもな内容は以下のとおりである．

①利用者に対して献立表の掲示や熱量，たんぱく質，脂質，食塩などの主要
　栄養成分の表示を行うなど，健康や栄養に関する情報の提供を行うこと．

②給食は，利用者が正しい食習慣を身につけ，より健康的な生活を習得す
　るよい機会であり，おのおのの施設に応じ利用者などに各種の媒体を活
　用することなどにより知識の普及に努めること．

③食事を提供する前にあらかじめ献立を喫食者に示すこと.

これらは，特定給食施設が健康づくりのための栄養・食事の情報源として，積極的に取り組んでいくことが求められているといえる.

6）福祉の場

社会福祉施設には高齢者施設，児童施設，障がい者施設などがあり，これらの施設は前項で述べた特定給食施設の範ちゅうに入るものもあるが，個々の身体状況，健康状態，栄養状態，精神・心理状態などは大きく異なっており，適切な栄養評価を行い，問題点を整理・分析したうえで，栄養教育を立案していくことが望ましい.

以下に，児童福祉と障がい者福祉の場での栄養教育の例についてあげる.

ⅰ）児童福祉の場

児童養護施設は「乳児を除いて保護者のいない児童，虐待されている児童，その他の環境上養護を要する児童を入所させてこれを養護し，あわせてその自立を支援することを目的とする施設」である．このような施設では，児童の正しい食習慣や食事のマナーの習得への援助や，退所後の食の自立を促すための栄養教育が必要となっている.

ⅱ）障がい者福祉の場

障がい者（児）は，障がいの種類，程度，治療の状況などによってさまざまな栄養問題を生じている．たとえば，身体障がい者（児），知的障がい者（児）では満腹中枢の障害，食行動の異常，ストレスなどから起こる過剰摂取に加えて，基礎代謝の低下，運動不足，副腎皮質ホルモン剤・抗けいれん剤などの薬剤の使用，内分泌異常の問題が関連しあって，肥満になりやすくなっている．また，精神障がい者はそれぞれの症状に伴う特有の食行動があり，不安では過食または少食，決まったパターンの食事の堅持，抑うつでは過食または少食などがみられる．したがって，それぞれの状況に応じた栄養ケアや栄養教育が必要となっている.

7）介護の場

わが国の高齢化は急速に進んでおり，2020 年には 65 歳以上の高齢者が 28.7％ に上ると推計されている．それとともに，介護を必要とする人の数も急増し，2025 年には 530 万人になると予測されている．このようなことから，2000（平成 12）年からは介護保険制度が開始され，自立支援のための在宅サービス，施設サービスなどが提供されたが，2006（平成 18）年には介護予防を重視した法改正が行われた．この制度は，在宅においてできる限り自立した日常生活を営めるよう，総合的なサービスを提供しようとするものである．介護サービスを受けるためには一定の判定を受けることが必要であり，「要支援」または 5 段階の「要介護」と認定されると，サービスを受けることができる.

ⅰ）施設サービス

施設には，指定介護老人福祉施設（特別養護老人ホーム），介護老人保健施設（老人保健施設），指定介護療養型医療施設などがある．これらの施設では，入所者個々の状態に応じた栄養ケアプランをいかに展開していくかが管理栄養士にとって重要となる．管理栄養士は入所者の身体状況，健康状態，栄養状態，精神・心理状態などを十分に把握し，食事計画，栄養指導計画など関連職種と協働して作成していくことが求められる．

ⅱ）在宅サービス

要支援者や要介護者を対象として，健康保持・増進のための食事指導や栄養指導が必要となる．要介護者には，個々の栄養状態，咀しゃく機能，嚥下状況など，食生活や食習慣を把握したうえで，食事支援計画を立案させなければならない．また，介護者への支援を行い，対象者の特性，栄養管理の重要性を理解させ，食事づくりの注意点や技術的な工夫などを教育していくことが大切である．

ⅲ）地域包括ケアシステム

少子・高齢・人口減少という社会構造のもと，わが国の社会保障制度はさまざまな課題を抱えている．それは，従来の考え方でいえば「支え手」である生産年齢人口が減り「受け手」である高齢者が増加する状況が，これからも長く続くことが予測されている．介護保険制度は2000年から本格実施された新しい社会保障制度であるが，現在，制度の持続可能性が危惧されており，それを乗り切るために「地域包括ケアシステム」の実現が求められている．

「高齢者が可能な限り住み慣れた地域で，自分らしい暮らしを人生の最期まで続けることができるよう，地域の包括的な支援・サービスを提供する体制」のことをいい，国は「団塊の世代」が後期高齢者となる2025年までの実現を目指している．そのため，国は「新しい総合事業」の強化を制度化した．市町村の地域包括ケアシステムの推進により，病院，施設からの在宅サービスの連携の強化が求められ，管理栄養士による継続的な栄養教育が重要である．

参 考 文 献

中村丁次，外山健二，笠原賀子編：管理栄養士講座 栄養教育論 第2版，pp.5-11，59-62，建帛社，2016

杉山みち子，赤松利恵，桑野稔子編：カレント栄養教育論，pp.5-6，建帛社，2016

前田佳予子，高岸和子編：臨地実習ガイドブック，建帛社，2016

日本栄養士会：平成26年度老人保健健康増進等事業 管理栄養士による在宅高齢者の栄養管理のあり方に関する調査研究事業，地域における訪問栄養食事指導ガイド―管理栄養士によるコミュニティワーク，pp.4-5，日本栄養士会，2015

2. 栄養教育のための理論的基礎

■到達目標（point）

①行動変容を促す栄養教育における行動科学の必要性を説明できる

②行動科学の代表的な理論やモデルを理解し，個人を動機付け，行動を制御，変容させるための手順を学ぶ

③組織づくり・地域づくりへの展開につながる理論やモデル，概念を理解する

④栄養カウンセリングと心理カウンセリングの共通点と相違点を説明できる

理論
　個々の現象（行動）を法則的，統一的に説明できるように筋道を立てて組み立てられた知識の体系で，普遍性をもつ.

モデル
　いくつかの理論で構成されており，わかりやすく，具体的で，利用しやすい形にしたもの.

　栄養教育は，対象者の健康の保持・増進，生活の質（QOL）の向上を目指して，必要かつ効果的な教育内容や方法を計画・実施し，その教育効果あるいはプログラム自体の有効性を適切に評価することが求められている．教育効果を高めるには，知識・情報の伝達にとどまらず，健康につながる食行動の変容の動機付け，継続に導くことにある.

　近年，日本人のライフスタイルや食環境は大きく変化し，食行動（食事時間，食品選択など）は多様化した．日々繰り返される食行動は，環境や心理的要因の影響を強く受けることが，行動科学の研究から明らかになっている．栄養教育の計画・実施・評価は，行動科学の観点から行動そのものを理解したうえで行うことが重要視されている.

2.1 栄養教育と行動科学

2.1.1 行動科学の定義

行動科学（behavioral science）
　行動科学とは，「人間の行動を総合的に理解し，予測・制御しようとする実証的経験に基づく科学」である．心理学，社会学，人類学などさまざまな分野から成り立っている.

　行動科学は，人間の行動にかかわる諸問題を解決することを目的として，第二次世界大戦以降にアメリカで誕生した学問である．それ以降，実験・調査・測定を伴う科学的な方法を用いて人間の行動の成立や変容過程の法則を明らかにし，さまざまな理論やモデルを提唱してきた．理論は，人間行動の普遍性を記述したもので，モデルは，個別具体的な場面で利用しやすい形にしたものである.

行動
　行動には，遺伝的に決まっている生得的（先天的）行動と，経験を経て獲得される獲得的（習慣的）行動がある．

行動変容
　健康の維持・回復のために，不適切行動を望ましいものに改善すること．

普遍性
　全てのものに通ずる性質．全ての場合にあてはまる可能性，一般性のこと．

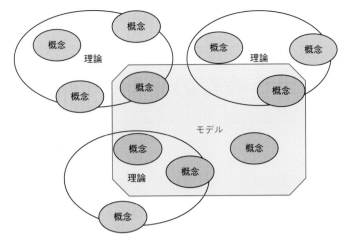

図2.1.1　行動科学における理論，モデル，概念の関係

表2.1.1　行動科学の理論やモデルを活用する利点と限界

利点	対象者の行動を分解して問題を見つけやすくする 系統立った計画，実施ができる 行動の準備性の変化を評価できる
限界	人間の行動のすべてを説明することはできない

　1979（昭和54）年以降，これらの理論やモデルは，医学や公衆衛生学を含む保健医療分野において，とくに人々の健康に対する意識を高め不健康な生活習慣の根幹となる行動そのものを変えさせるために応用されてきた．最近は，個人からコミュニティへと，その応用が拡大し発展を続けている．

　行動科学の理論やモデルは概念から構成されており，異なる理論やモデルで類似した概念がみられる（図2.1.1）．また，問題解決のための教育的支援に理論やモデルを活用する利点と限界を理解しておく必要がある（表2.1.1）．

　これらを踏まえたうえで，栄養教育の過程（問題の特定，計画，実施，評価）や対象者の規模（個人，組織，コミュニティのレベル）にあわせて効果的に活用することが求められている．

2.2　行動科学の理論とモデル

2.2.1　刺激-反応理論

学習
　学習とは，日常のさまざまな経験によって獲得され，環境に適応的に変化する行動のこと．この学習によって起こる行動のことを

　人がある行動を，なぜするのかしないのかを説明する理論の一つに学習理論がある．ここでいう学習とは何かを経験することで行動が身についたり変化したりすることをいう．

　言い換えると学習とは，ある刺激（stimulus）に対してある反応（re-

「**習得的行動**」といい，反対に学習しなくても遺伝子情報として備わっている行動を「**生得的行動**」という．

学習理論 (learning theory)
どのように学習が成立するかについての理論のこと．

条件付け
学習のもっとも基本的で典型的な型，およびそれを形成する手続き・過程のこと．

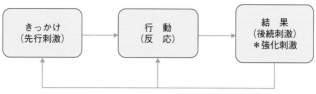

図2.2.1 刺激-反応理論
*強化刺激：行動を増やす働きのある後続刺激のことを強化刺激という

sponse）が結合することであり，このように考える学習理論を刺激-反応理論（S-R理論）という（図2.2.1）．刺激-反応理論の学習理論は2つのタイプがある．1つはレスポンデント条件付けで，これは環境からの刺激によって生じる無意識的・不随意的な行動（レスポンデント行動）が学習されるものである．かつては，条件反射と呼ばれた．人の場合は，レスポンデント条件付けで学習される行動には，好き嫌いなども含まれる．もう1つはオペラント条件付けで，これは生き物の自発的行動（オペラント行動）が学習されるものである．

a. レスポンデント条件付け

古典的条件付けともよばれ，パブロフ（Pavlov）の犬の実験が有名である．犬に餌（無条件刺激）を与える前にベルの音（中性刺激）を鳴らし，餌を与える条件（条件付け）を繰り返すと，口腔内を刺激すると分泌される唾

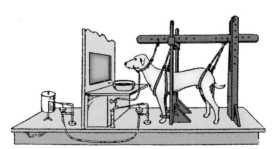

図2.2.2 パブロフによるレスポンデント条件付けの実験
（西野泰広編著：こころの科学，p.179，東洋経済新報社，2003）

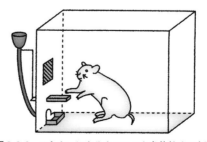

図2.2.3 スキナーによるオペラント条件付けの実験
（山田冨美雄監修：医療行動科学のためのミニマム・サイコロジー
（シリーズ医療の行動学Ｉ），p.24，北大路書房，1997）

液（無条件反応）がベルの音を聴くだけで分泌される（条件反応）ように
なったと報告した（図2.2.2）．パブロフは，条件付けによりベルを聴くと
唾液を分泌するという新しい行動が可能になることを学習と考えた．

b. オペラント条件付け

　道具的条件付けともよばれ，スキナー（Skinner）は，新たな自発的行動
をもたらす条件付けをオペラント条件付けとして，受け身的行動にとどまる
レスポンデント条件付けと区別した．スキナーは，餌の投入口と投入レバー
が設置されている箱のなかで，ネズミが餌を獲得するまでの行動を観察した
（図2.2.3）．ネズミは走り回ったり飛び跳ねたりと無目的な行動を示すが，
偶然に体がレバーにあたり餌（報酬）を獲得できると，「餌を得る道具」と
してレバーを操作するようになる．スキナーは自発的行動が先行し，その行
動に対し報酬（強化）を与えると，内在化した行動の出現が増加することを
学習と考えた．

　オペラント条件付けは，本人の意思による自発的な行動が，さらに後続刺
激（結果）によって強められたり（強化），逆に弱められたり（弱化）する
関係がある．具体的には，ある行動をした結果「自分にとってよいこと」が
生じると，以後，その行動に対して積極的になったり（強化），逆に，ある
行動をした結果「自分にとってよくないこと」が生じると，以後，その行動
に対して消極的になったり（弱化）する現象をさす．

　これらの条件付けを踏まえて，どのように行動変容を起こせるか考えたも
のが行動変容技法と呼ばれるものである（2.4節参照）．技法としては，先
行刺激に働きかける刺激統制，反応に働きかける反応妨害・拮抗や行動置換
がある．また，行動が後続刺激によって強められることを利用したオペラン
ト強化がある．

● 2.2.2　ヘルスビリーフモデル（健康信念モデル）●

　ヘルスビリーフモデルは，疾病予防行動にかかわる要因構造をモデル化し
たもので，個人の認知的要因に着目した行動変容のモデルである．勧められ
た疾病予防行動を行う可能性を高める主要な因子として，「疾病に対する脅
威の認知」と「疾病予防行動をとることの利益（メリット）と障害（デメ
リット）の損益計算」がある．

a. 疾病に対する脅威の認知

　予防しようという気持ちはどの程度の大きさなのかを表したもので，この
認知を直接評価せず，「罹患性」と「重大性（深刻さ）」の2つの認知を評価
することによって間接的に「疾病に対する脅威の認知」の評価を行う．ある
疾病について，それを深刻な疾病である（「重大性が高い」）ととらえていて
も，疾病にかかる可能性はない（「罹患性が低い」）ととらえていると，その
疾病に対する脅威は存在せず，予防しようという気持ちは起こらないことに

ヘルスビリーフモデル
(health belief model)
　ローゼンストック
（Rosenstock,1966）によっ
て提唱されたモデルを，
ベッカー（Becker,1974）ら
が検診以外の疾病予防行動
に広く適用し発展させたも
のである．現在も実践的な
介入研究の成果に基づき発
展している．
認知
　物事に対する考え方，価
値観，イメージなどのこ
と．

なる.

この認知に影響を与える因子としてマスメディアの情報や友人の病気など，「行動のきっかけ」がある．たとえば，職場の同僚が病気にかかったことを知ると，自分もかかるかもしれないと不安になり「罹患性が高い」ととらえ，家族が合併症にかかった経験があると「重大性が高い」ととらえる．

b. 疾病予防行動をとることの利益（メリット）と障害（デメリット）の損益計算

行動を行うことによって得られる利益とその行動を行うことに伴う障害を差し引き，行動の可能性を決めるということを表したものである．利益が大きいと判断すれば，行動の可能性は高まり，障害が大きく利益が小さければ，行動の可能性は低くなる．

a,b の認知に影響を与える因子として，性・年齢などの属性や社会心理学的変数，構造的変数をあげている．たとえば，疾病予防行動に対する利益と障害の損益計算は，20 歳の人と 50 歳の人では，一般的に 50 歳の人の方が利益を高いと評価する．

近年，このモデルに，勧められた疾病予防行動の変容に直接影響を与える3 番目の因子として，バンデューラ（Bandura）が提唱した**社会的認知理論**の概念である自己効力感の重要性が加えられるようになった（図 2.2.4）．

栄養教育で応用する際は，「疾病に対する脅威の認知（罹患性・重大性の認知）」と「疾病予防行動をとることの利益と障害の損益計算の認知」を高める支援とともに，自己効力感（セルフエフィカシー）を高めるアプローチが必要である．

社会的認知理論（social cognitive theory）
バンデューラ（Bandura, 1986）によって提唱されたもので，先に発表した社会的学習理論（Bandura, 1977）を包括的に発展させた理論である．この理論は，行動変容への動機付けを高める支援や，実行に移す力を引き出す支援を計画する際にもっとも広く使われる理論となっている．

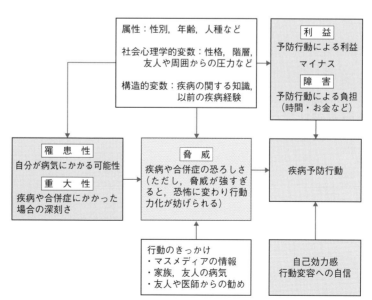

図 2.2.4 疾病予防行動予測のためのヘルスビリーフモデル
（足立己幸他：これからの栄養教育論，p.104，第一出版，2016 を一部改変）

● 2.2.3　トランスセオレティカルモデル ●

トランスセオレティカルモデル(transtheoretical model)

　プロチャスカ(Prochaska,1979)が提唱したモデルである．このモデルのもとになっているのは，さまざまな健康行動の変容に関するプロセスの概念である．これらを統合し発展させたことから，トランスセオレティカル（理論を横断した）モデルと命名された．このモデルは，喫煙者への効果的な禁煙プログラムとして応用されたが，現在では体重管理，食事時間や運動に関する行動など，広範囲な健康行動に応用されている．

コミットメント

　責任を伴った約束．かかわり．

　トランスセオレティカルモデルは，行動が変わる過程には段階があることを提唱したモデルである．本人の準備性（readiness）に焦点をあわせており，その準備性に考慮した働きかけをすることで段階的に行動変容が進んでいくと考える．

　このモデルを構成する概念は，行動変容ステージ，行動変容プロセス，意思決定バランス，自己効力感の4つがある（表2.2.1）．表2.2.2に行動変

表2.2.1　トランスセオレティカルモデルを構成する概念

概念	定義	
行動変容ステージ		
前熟考期	今後6カ月以内に行動を変えようと考えていない段階	
熟考期	今後6カ月以内に行動を変えようと考えているが，この1カ月以内に行動を変えようと考えていない段階	
準備期	今後1カ月以内に行動を変えようとしている段階	
実行期	行動を変えて6カ月以内の段階	
維持期	行動を変えて6カ月以上の段階	
意思決定バランス		
プラス面	行動を変容することによって得ることができる利益の認知	
マイナス面	行動を変容することによって生じる障害の認知	
自己効力感		
自信	様々な場面で，健康的な行動を遂行できる自信感	
誘惑	様々な場面で，不健康な行動に走ってしまう誘惑感	
行動変容プロセス	行動変容に向けての働きかけ	〈行動変容ステージとの関係〉
意識の高揚	いろいろな情報について学習させ，行動変容に向けての意識を高める．	前熟考期→熟考期
感情的経験	不健康な行動を続けた場合の負の感情（恐怖・不安・心配）を体験させる．	〃
環境の再評価	不健康な行動をとることにより，周囲の人にどのような負の影響を与えているかを認識させる．	〃
自己の再評価	行動変容が自分にとっていかに重要であるかを認識させる．	熟考期→準備期
自己の解放	コミットメント．行動変容に対する決意の表明・宣誓．自信をもった取り組みの企画．	準備期→実行期
行動置換	不健康な行動を健康的な行動に置き換える．	実行期→維持期
刺激の統制	不健康な行動のきっかけとなる刺激を取り除き，健康的な行動のきっかけとなる環境を整える．	〃
援助関係の利用	利用できるソーシャルサポートを希求し，活用する．	〃
強化のマネジメント	健康的な行動が実行できた場合の褒美を準備する．また，不健康な行動をした場合の罰を考える．	〃
社会的解放	社会的な規範はもはや不健康ではなく，健康的な行動を支持する社会へと変化していることに気付く．	---

（Glanz et al., 1997 より改変）

表 2.2.2 行動変容プロセスの内容と支援例

行動変容プロセス	内　容	ステージとの関係・具体的な支援例
意識の高揚	新しい情報を得て学習し，意識を高める．	前熟考期→熟考期 自身の食習慣に問題があることに気づくよう，疾病と食習慣の関係を説明し，感想を求める．
感情的体験	問題行動を続けた場合の負の感情（恐怖・不安・心配）を体験し，このままでは「まずい」と思う．	前熟考期→熟考期 周囲の人で病気になった人はいないか尋ね，このままだと健康を害すると，危機感を持たせる．
環境再評価	問題行動による周囲への影響を自分なりに考える．	前熟考期→熟考期 不健康行動を続け病気になったら，周囲にどのような影響が出るか考えるよう促す．
自己の再評価	行動変容させた自分を想像し，行動変容のメリットがあると考える．	熟考期→準備期 行動変容することによるメリットとデメリットをあげさせ，メリットを高める情報を伝える．
自己の解放	行動へのコミットメント，目標宣言，契約，行動変容への自信の形成，行動変容を決意する．	準備期→実行期 達成可能な目標を自己決定するよう促し，行動契約を結ぶ．
行動置換	問題行動を健康行動に置き換える．	実行期→維持期 「飲みたくなったらお茶を飲む」など，飲み物や食べ物の内容を変えるよう提案する．
刺激統制	問題行動のきっかけを除き，健康行動のきっかけを増すなど，行動のきっかけを新環境面から整える．	実行期→維持期 ノンアルコール飲料を冷蔵庫に入れておくよう提案する．
強化マネジメント	行動変容ができた場合の褒美，できなかった場合の罰を考える過程．	実行期→維持期 目標が達成できたときのごほうびを考えておくよう勧める．
援助関係の利用	行動変容に必要なソーシャルサポートを探し利用する．	実行期→維持期 お酒を控えていることを周囲に伝え，協力を得るように勧める．
社会的解放	環境が自分の行動変容の支援になっていることに気づく．	ステージとの関係は明らかにされていない 周辺でヘルシーメニューを提供している飲食店の情報を提供し，増えていることに気づかせる．

容プロセスの内容と栄養教育での支援例を示す．

● 2.2.4　計画的行動理論　●

計画的行動理論（theory of planned behavior）
意図的な行動を説明する行動変容の理論で，先に提唱されていた合理的行動理論を，後にエイゼン（Ajzen, 1991）によって，さらに包括的に拡張させたものである．

エイゼンは，行動意図が行動目標を追求するときの計画であると考え，行動意図に影響している要因を，態度，主観的規範，知覚された行動のコントロール感の 3 つで説明している（図 2.2.5）．また，合理的行動理論（theory of reasoned action）とは，フィッシュバインとエイゼン（Fishbein & Ajzen, 1975）が提唱した理論である．この理論は，健康行動が，「行動しよう」という行動意図によって導かれると考える．つまり，意図すれば行動し，意図しなければ行動しないことを前提としている．行動意図に影響している因子は，態度と主観的規範の 2 つをあげている．

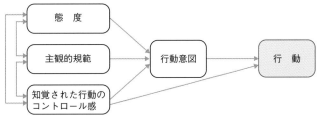

図 2.2.5 計画的行動理論

a. 態度

態度は，行動に対する信念や評価のことである．たとえば，本人にとって「野菜を食べる」ことが良い結果につながるかの判断であり，その結果は自分自身が良いと感じるか悪いと感じるかといった結果の評価である．態度は社会的認知理論の結果期待と似ている．

b. 主観的規範

主観的規範は，知覚された社会的圧力のことで，自分にとって大切な人々の大部分が行動を起こすことにどの程度期待されていると考えるか（期待の認知）と，その期待にどの程度応えたいと考えているか（動機の強さ）と，大切な人々の期待に従いたいという個人の願望の強さである．

c. 知覚された行動のコントロール感

人は，行動をコントロールする知覚，すなわち行動コントロール感に従って行動する．知覚された行動のコントロール感は，たとえば，野菜を食べる行動に対して，野菜の入手が難しい，あるいは調理方法を知らないという状況に対する行動の見込みを示すコントロール信念と，その見込みに対する強さの程度を示す知覚された力により決定され，行動意図と行動の両方に影響する．これは社会的認知理論の自己効力感と似ている．

この理論は，行動の根底にある態度や信念が気づきをもたらし，変容につながる可能性があることを提唱している．したがって，管理栄養士が学習者の態度や信念の性質，また，これらがどのように形成され，どうすれば変え

表 2.2.3 計画的行動理論の構成概念と行動に結び付ける決定因の例

行動：昼食で野菜（副菜）を 2 SV 食べること	
行動意図：昼食で野菜（副菜）を 2 SV 食べよう，実行しようと考えること	
態度	副菜を食べることがある結果（生活習慣病のリスクを減らす）になると強く信じる
	その結果は自分にとって高い価値があると思う
主観的規範	自分にとって大切な人が野菜を食べるべきと思っていると強く感じる
	大切な人の気持ちに従いたいと強く思う
知覚された行動のコントロール感	社員食堂で野菜たっぷりメニューを選べばいいと思う
	職場で野菜を食べることは簡単だと強く思う

られうるのかを理解することで，行動変容が可能か否か予測できると考えられる．おもな構成概念を実践へ応用した例を表に示す（表2.2.3）.

● 2.2.5　社会的認知理論 ●

社会的認知理論は，個人の認知，個人を取り巻く環境・状況，行動の相互関係のなかでとらえる相互決定主義を導入し，人間の行動を説明した理論である．この理論の特徴の一つに，個人の認知への働きかけの重視があげられ，自己効力感，自己制御の重要性を指摘している．また，新しい適切な行動の習得や不適切な行動の抑制に，観察学習（モデリング）を通して得られることができると説明している.

表2.2.4は理論のおもな構成概念と，栄養教育のなかでそれぞれどのように応用できるかを示したものである.

a.　相互決定主義

相互決定主義は，個人，行動，環境の三つの要因の相互関係のなかに，人間の行動を位置付けて理解する考え方で，社会的認知理論の基本概念である．　個人的要因には認知や感情が含まれ，行動要因には栄養・食や健康に関連する知識やスキルが含まれ，環境要因には社会的，経済的環境を含み，それらの要因が健康行動に対して相互的に影響を与えている.

健康行動への変容の支援には，知識やスキルの提供にとどまらず個人の認知の修正，個人の置かれた環境の改善を視野に入れた取り組みが必要となる.

b.　自己効力感と結果期待

自己効力感は，行動変容を勧める栄養教育には欠かせない概念である．この理論では，行動変容に影響を及ぼす2つの期待をあげている（図2.2.6）.1つは結果期待で，行動を起こすことで得られる結果がその人にとって意味があると感じることである．もう1つは効力期待で，ある結果を得るために必要な行動をうまくできるという認知，すなわち確信や自信のことで，これを自己効力感という.

健康によい行動に対して，その行動をうまくできるという自信があれば，行動を実行する可能性が高くなり，また，行動を維持しやすくなると考えら

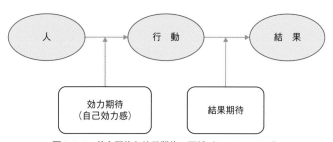

図2.2.6　効力期待と結果期待の関係（Bandura, 1977）

表2.2.4　社会的認知理論の概念と行動の変容を目的とした支援への応用

概念	概念の説明	支援への応用
相互決定主義（reciprocal determinism）	個人・行動・環境の相互作用.	環境改善，スキルトレーニング，自己改善など，行動変容に作用するさまざまな要因を考慮して手段を考えておく.
環境と状況（environment and situation）	環境は物理的，社会的外因を，状況は個人が環境をどのように認知しているかを指す.	環境面：行動変容に取り組む機会やソーシャルサポートの提供. 状況面：環境に対する認知の修正や，健康に対する社会的規範に気づかせる.
実行能力（behavioral capability）	行動を変えるために必要な知識やスキル.	行動変容に必要な具体的なスキルのトレーニング.
自己効力感（self-efficacy）	目的とする健康行動を実行できる自信.	行動変容を成功に導くために，目標設定を特化し，最初は無理せずにできるところから始める（スモールステップ法）.
結果期待（outcome-expectations）	行動変更によってもたらされる結果に対する期待.	行動変容によって得られる意味のある結果を提示する.
自己制御（self-regulation）	セルフモニタリングを通じて目標に対してどの程度できているか確認し，自らの行動を管理すること.	セルフモニタリング，目標設定，問題解決，自分へのごほうびの機会を提供する.
観察学習（observational learning）	他人の行動とそれによって得られる結果を観察し学習すること.	目的とする健康行動に関する信頼できるロールモデルを見つけておく.
強化（reinforcement）	行動の後に続く結果，その結果により，行動が増加するか，減少するか決定される.	行動が実行できたときのごほうびやインセンティブを考えておく.
情動反応の管理（emotional coping responses）	情動刺激を操作するために用いられる手段.	問題解決とストレスマネジメント(2.4.10項参照)に関する訓練（さまざまな状況下で生じる情動反応を操作するスキル）を提供する.

れている.

　自己効力感は，①遂行行動の達成，②代理経験，③言語的説得，④情動的喚起の4つの情報源により高めることができる（表2.4.4参照）．社会的認知理論の自己効力感は，さまざまな理論やモデルとの関係性が確認され，また，行動変容技法として活用されている.

c. 自己制御（セルフコントロール）

　動機付けだけでは行動変容を達成するには十分でない．自分の行動をコントロールする力も必要である.

　この自己制御には，①遂行行動：自分の行動と結果を記録する（セルフモニタリング），②判断過程：行動とそれにより得られる結果を自分の設定した目標と比較する，③自己報酬：自分に対しごほうびを与える，といった三つの機能がある.

　セルフモニタリングは社会的認知理論の自己制御を応用した行動変容技法である.

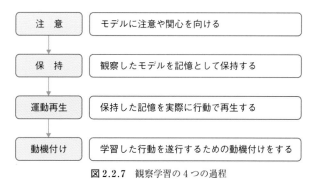

図 2.2.7　観察学習の 4 つの過程

d.　観察学習（モデリング）

　レスポンデント条件付け，オペラント条件付けに続く学習理論である．観察学習（モデリング）はバンデューラが提唱した．自分自身が直接的な経験による強化（報酬や罰）を受けなくても，他者の行動とそれによって他者が受ける結果を観察することで行動を習得する学習プロセスである．行動がもたらす結果を理解することで，適切な行動を習得し，逆に不適切な行動を抑制するようになるとしている．観察学習は，4 つのプロセスによって成立する（図 2.2.7）．

● 2.2.6 ソーシャルサポート ●

ソーシャルネットワーク（social network）
　家族，友人，コミュニティ，専門家，職場の同僚など，人と人との社会的つながり，社会的関係，対人関係．

　ソーシャルサポート（social support）は，ソーシャルネットワーク（social network）から受ける，好ましい結果をもたらすさまざまな形の支援や援助のことである．ソーシャルサポートの担い手は，家族，友人，コミュニティ，専門家，職場の同僚，同じような状況にある人々で，受け手でもある本人もまた，担い手になる．

　ソーシャルサポートの定義はさまざまあるが，1981（昭和 56）年ハウス（House）は，心身の健康の視点から，サポートの機能的な側面を重視し，①情動的サポート，②評価的サポート，③道具的サポート，④情報的サポートの 4 つに分類されると定義した．表 2.2.5 に 4 つのサポートの効果と具体的支援の内容をまとめた．

　ソーシャルサポートと健康との関連は，人と人との結びつき，よい対人関係（信頼できる関係，リラックスできる関係，親しみのある関係）をつくることが大切であるといえる．よい対人関係をつくり，それを維持していくことそのものが，ソーシャルサポートが個人の困難な状況を改善してくれると考えられている．

　栄養教育においても，単身者や子育て上の困難や育児ストレスを抱える養育者に対して，4 つの機能的サポートをどのようなつながりの誰から（ソーシャルネットワーク）どのように受けられているかを確認し，不足するサ

表 2.2.5　ソーシャルサポートの種類と内容

種類	効果	具体的支援の内容
情動的サポート	周囲が受容的，情緒が安定してやる気が起こる．	傾聴する，励ます，慰める，うなずく，笑顔で対応する，見守るという共感的な対応．
評価的サポート	自信が深まる，今後のことについて積極的になる．	努力を評価する，ほめる，フィードバックする．
道具的サポート	問題解決を直接的に進める．	移動の手助けをする，朝食を提供する，金銭的サポートをする．
情報的サポート	問題解決を間接的に進める．	問題解決に役立つ知識を提供する，助言する，研修を行う，困難を予期する，研修を行う，専門家を紹介する．

ポートを，関係支援者と連携して対応する必要がある．

● 2.2.7　コミュニティオーガニゼーション ●

コミュニティオーガニゼーション（community organization）では，外部の者が直接的に問題解決を支援するのではなく，地域のコミュニティ能力（community competence）をより高め，地域の人たちが自分たちで問題解決をしていく過程を重視している．すなわち，コミュニティオーガニゼーションの考え方で栄養教育を行う場合，エンパワメント（empowerment）を促進させる働きかけが重要になる．

エンパワメント
　個人や地域に，すでに備わっている資源を伸ばしていく過程．

コミュニティオーガニゼーションに関連するモデルのなかで，もっとも知られているものは，コミュニティオーガニゼーションを3つに分ける考え方である．その3つとは地域開発，ソーシャルプランニング，ソーシャルアクションである．

• 地域開発（locality development）：地域の住民と意見交換したり，共同作業を行い，集団や地域のアイデンティティや雰囲気をつくっていくこと，外部の専門家に，調整を行ってもらうと良いとされている．

• ソーシャルプランニング（social planning）：問題の解決に向けて，合理的な計画を立てるため，専門家から地域住民にとって利益となる専門的支援を受けること．

• ソーシャルアクション（social action）：コミュニティの問題解決のための連帯化した組織づくり，活動を起こすこと．

たとえば，地域で健康づくり計画を立て実施する場合，計画立案・実施の専門委員会は，専門家が主導で行うのではなく，住民の代表を委員として参加させ，専門家は助言の立場で参加する．住民が地域の問題点について分析し，問題解決の計画を立てていくことによって，エンパワメントが高まる．さらに，住民は活動を通して，地域に対して信頼や愛着をもつことになり，ソーシャルキャピタル（2.5.5項参照）の醸成につながる．

● 2.2.8　イノベーション普及理論 ●

　イノベーション普及理論（diffusion of innovation）は，新しい製品や考え方などを社会に普及させ，定着させるために考えられた理論である．新しい製品や考え方のことをイノベーション（innovation）という．健康教育でイノベーション普及理論を用いる場合，普及したい健康行動をイノベーションと考える．

　普及理論ではイノベーションを社会へ普及させる過程を5つの段階で説明している（表2.2.6）．

　イノベーションが普及し定着するためには，いくつかの要因が関係する．イノベーション普及の特性には表2.2.7の五つがあげられ，普及に必要な条件としている．

表2.2.6　イノベーション普及の5つの段階

段階	内容
イノベーションの開発 （innovation development）	問題点から，イノベーションを開発する段階
普及（dissemination）	イノベーションを人々に伝えていく段階
採用（adoption）	人々がイノベーションを取り入れる段階
実行（implementation）	人々がイノベーションを実際に実行する段階
維持（maintenance）	イノベーションが地域社会に定着する段階

表2.2.7　イノベーション普及の特性

項目	内容
相対的メリット（relative advantage）	従来のものよりも優れているか
適合性（compatibility）	普及しようとしている対象者に適しているか
複雑性（complexity）	複雑でなく，実施しやすいか
試験可能性（trialability）	試しにやってみることが可能か
観察可能性（observability）	実施した結果が目に見えるか

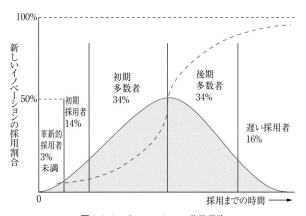

図2.2.8　イノベーション普及理論
（Rogers, E. M.：Diffusion of Innovations, 1962 を一部改変）

普及の段階においては，コミュニケーションチャネルが重要である．まず，新しい情報に速い初期採用者がイノベーションを採用し，そこから徐々に広まる（図 2.2.8）．初期採用者はオピニオンリーダーとも言われ，多くの人への影響を及ぼすことから初期採用者をターゲットにプロモーションをすると普及しやすいと考えられている．普及方法にはマスメディアを通して普及する方法や，いわゆる口コミといわれるパーソナルコミュニケーションを活用する方法など，複数がある．イノベーションの特性を考え，コミュニケーションチャネルを選択することが大切である．

● 2.2.9　コミュニケーション理論 ●

コミュニケーションは，送り手と受け手の間で，メッセージをお互いに交換する過程を指す．メッセージには，言葉だけではなく，しぐさなどの非言語的なメッセージも含まれる．前者を言語的コミュニケーション，後者は非言語的コミュニケーション（表 2.2.8）という．受け手は，言語的，非言語的すべてを総合してメッセージを理解している．

メッセージはチャネルとよばれる媒体を介して伝えられる．栄養教育では，学習形態（例：カウンセリング，講義形式）や教材（例：パネルシアター，パンフレット）がチャネルにあたる．学習形態や教材は，対象集団の大きさ（個人・組織・社会など）や対象の年齢などの発達段階で異なる．学習者の特徴をよく把握して選択することが重要である．チャネルもレベルによって異なる．

栄養教育で行われるコミュニケーションでは，メッセージによって受け手の考え方を変え，行動を変容させることを目的としており，これを「説得」という．受け手を「説得」させるためには，注意（メッセージに注意を向ける），理解（メッセージの内容を理解する），受容（メッセージを受け入れる），記憶（記憶して行動に移す）の過程を乗り越える必要がある．KABモデルは，知識（knowledge）が増えると，態度（attitude）が変わり，行動（behavior）が変わることを示したモデルであり，説得の過程に一致す

オピニオンリーダー
　社会や集団において，それら集団の人々の意見や行動に影響力を持つ人．
パーソナルコミュニケーション
　個人間で行われる直接的なコミュニケーション．
チャネル
　メッセージを伝える媒体．

KAB モデル
　知識（knowledge），態度（attitude），行動（behavior）の頭文字をとって，KAB モデルという．Behavior を Practice とした場合 KAP モデルとよばれる．

表 2.2.8　非言語的コミュニケーションの例

人とのコミュニケーション
　　　声（大きさ，高さ，スピード，滑舌など）
　　　顔（表情，視線など）
　　　しぐさ（うなずき，ジェスチャーなど）
　　　身なり（服装，髪型，化粧など）

印刷物の教材を使ったコミュニケーション
　　　文字（色，大きさ，フォントなど）
　　　イラスト
　　　余白
　　　材質

る．これらの過程を進めるためには，受け手の特徴やニーズを把握し，受け手にあったチャネルとメッセージでコミュニケーションを行わなければならない．受け手の変化は，説得の程度であり，これをメディアエフェクト（media effect）とよぶ．

メッセージの理解や受容の過程では，さまざまなバイアスが関与することが知られている．これは，思考には直感で判断する（システム 1）と，よく考えて判断する（システム 2）があるからである．時間がない，関心が低い，知識が不足している場合などでは，直感で判断することが多い．これをヒューリスティック（heuristic）とよぶ（2.4.12 項参照）．人は認知バイアスをもってメッセージを理解する傾向にあることを理解し，消費者自身が企業の広告を批判的にみるスキルを身につける必要がある．

● 2.2.10　ヘルスリテラシー ●

受け手が適切な健康情報を収集し，理解し，活用できるスキルのことをヘルスリテラシー（health literacy）とよぶ．また，健康情報に関するコミュニケーションをヘルスコミュニケーション（health communication）とよぶ．食や栄養に関するコミュニケーションは，このヘルスコミュニケーションに含まれる．

さらに，食や栄養に関しては，食の安全性の課題があり，コミュニケーションのなかの，リスクコミュニケーション（risk communication）への関心が高まっている．リスクコミュニケーションとは，答えがわからない不確実なこと（リスク）に関する情報を交換することを指す．つまり，受け手がとるべき行動（答え）は未知である．よって，リスクコミュニケーションでは，双方向のコミュニケーションのなかで，コンセンサスをとることが重要になる．

コンセンサス
　複数の人による合意.

2.3　栄養カウンセリング

栄養教育の手法の一つとして栄養カウンセリングが用いられる（表2.3.1）．カウンセリング（counseling）とは，ラテン語の「相談する」「ともに考える」という意味の語 council に由来する．カウンセリングを行う人をカウンセラー（counselor）とよび，カウンセラーに精神的・心理的援助を受ける人をクライアント（client：クライエントともいう）という．栄養教育の場では管理栄養士・栄養士がカウンセラー，相談者がクライアントとなる．カウンセリングは心理学的な援助の技法として始まったが，現在では心理カウンセリングのほかに行動カウンセリングも行われている．

● 2.3.1　行動カウンセリング ●

クライアントの食行動の変容を目的として行われる栄養カウンセリング

表 2.3.1　栄養教育に関連する用語

栄養情報 （nutrition information）	食べ物と健康に関して科学的に裏付けされた事象，ならびに科学的な概念
栄養カウンセリング （nutrition counseling）	健康増進ならびに疾病の治療のために，選択できるような行動変容を起こす食事選択，あるいは治療食に関する個人指導，質の高い専門的なアドバイスのできる人によって行わなければならない
栄養コーチング （nutrition coaching）	コーチングを栄養指導に導入した支援方法．学習者の能力を引き出し，自らが考え決断して，望ましい食生活や生活に向かって自発的に行動できるように促すコミュニケーションスキル
栄養ガイダンス （nutrition guidance）	個人あるいは集団に適切な栄養状態をもたらすための栄養情報，栄養教育または栄養カウンセリング活動

（笠原賀子，川野 因：栄養教育論，講談社サイエンティフィク，2007）

表 2.3.2　行動カウンセリングの5A アプローチ

Assess（評価）	行動変容に必要な情報を収集し，評価するだけでなくクライアントがいつどこで食べるかなど準備性も把握する
Advise（アドバイス）	クライアントにあった情報を提供する
Agree（同意）	クライアントの同意を得ながら進める．最終的な決定はクライアントが行う
Assist（支援）	クライアントの行動変容を支援する
Arrange（調整）	クライアントの継続を支援する．変容の定着が重要である

（赤松利恵，稲山貴代編：栄養教育論，東京化学同人，2004 を参考に吉本優子作成）

は，行動カウンセリングに含まれる．行動カウンセリングはカウンセラーとクライアント間の言語および非言語コミュニケーションを通して行われる．クライアント自身が食生活の問題点に気づき，解決法を見つけ主体的に行動できるように援助することがカウンセラーの仕事である．行動カウンセリングの進め方を表2.3.2に示す．

● 2.3.2　ラポールの形成 ●

　ラポール（rapport：信頼関係）とは，信頼でつながった良好な人間関係のことをいう．カウンセリングの初期段階では，カウンセラーとクライアントとの間におけるラポールの形成が重視される．カウンセラーには，クライアントとのコミュニケーションをとりながらラポールを形成し，クライアント自身の自己理解や自己決定，行動変容，課題解決，自己成長などを支援できる能力が求められる．

　ラポールの形成にあたっては，クライアントを無条件で受け入れる受容的態度で臨む．また，クライアントに共感し，理解しようとする共感的理解も重視されるため，カウンセラーはカウンセリングマインド（counseling mind）を身につけることが重要である．カウンセリングマインドとは，クライアントの人格を尊重し，価値観を受け入れ，共感し，誠実に対応することを基本とする姿勢・態度である．次項から具体的なカウンセリングの技法

について説明する.

● 2.3.3　カウンセリングの基礎的技法 ●

a. カウンセリングの技法

　カウンセリングを行う際には, まずはクライアントが安心して相談できるような環境を設定する. クライアントのプライバシー保護に配慮したスペースを確保する. また, カウンセラーとクライアントの位置関係にも十分配慮する. 真正面に向きあって目と目をあわせたまま話すと緊張感が高まりやすいので, 正面から向きあわずに90度の角度に座るとよい.

　環境設定ができたら, 以下に示すカウンセリングの技法に配慮しながらカウンセリングを進めていく.

　①傾聴

　　傾聴はカウンセリングでもっとも重視される基本的技法である. 話を「聞く」(聞こえる, どこかで音楽が流れている),「訊く」(尋ねる, 問いただす) ではなく, 心を込めて「聴く」ことである. カウンセリングではクライアントに先入観や批判心をもってはならない. ひたすらクライアントの話を真剣に聴く.「うなずき」や「あいづち」も交え, クライアントのあるがままを受容して話のなかにある心の動きも聴き取り, クライアントが抱える問題を探っていく. カウンセラーが傾聴することにより, クライアントには内面的変化や人間的成長が生じる (表2.3.3).

表2.3.3　傾聴の効果

信頼関係	栄養士の対象者に対する共感的態度は, 対象者に不安や悩みを分かちあえる人がいるという安心感をもたらす. さらに共感的理解が進むとお互いの信頼関係が築かれていく
自己理解	対象者の話を注意深く傾聴すると, 対象者も自分がいっていることを注意深く聴き, 自分の気持ちや考えをできるだけ正確に表そうとするようになる. その結果, 自分に対する洞察が進み, 今まで気づかなかった新しい自分と出会えるようになる. 自己理解がさらに進むと, 周囲に対する新しい見方ができ, いろいろな事象や他人を受け入れることもできるようになる【自分の気持ちの整理ができる】
カタルシス効果	栄養士から無条件に尊重され, 批判や評価されることなく聴いてもらうことにより, 対象者は安心・安全感から, 話すことを促進され, 脳のうちにたまっていた思いを吐き出し, 心をすっきりさせることができる. これをカタルシス (浄化) 効果という. このカタルシスは, 対象者にゆとりをもたらし, 自己受容を促すなど, 栄養カウンセリングの進展に大きな効果を及ぼす【答を求めていないが聴いてもらうだけですっきりした】
自己受容	栄養士の受容的態度により, 対象者が自分自身を肯定できるようになる. その結果, 自分の経験に素直に目を開き, 自己防衛的態度を捨てることが可能になる

(小松啓子, 大谷貴美子編：栄養カウンセリング論, 講談社サイエンティフィク, 2004 を参考に吉本優子作成)

　栄養カウンセリングに求められる傾聴は，次の点にも注意する．

・クライアントが話し終えるとカウンセラーは重要と思われる部分，感情が出ている表現を繰り返す【気持ちの整理】

・言葉以外の行動に注意深く観察し，理解する（姿勢，しぐさ，表情，声の調子など）

・言葉の背後にある感情も受け止め，共感を示す

　カウンセリングでは傾聴を基本とし，受容，共感および要約の３つの基本的態度が望まれる．

②受容

　受容とはクライアントの意思や感情を批判せず，無条件に，肯定的に受け止めることである（支持，肯定）．クライアントの受容はラポールの形成に不可欠である．クライアントが自分の悩みや考え方を話しているときに誤りを指摘したり批判したりせず，「そのようなお考えなのですね」などとクライアントの気持ちを受け入れるような言葉を返すことである（表2.3.4）．カウンセラーの受容的な態度により，クライアントは自己肯定感や安心感を得ることができる．同時にクライアントの自己理解が深まり，自分自身の問題や悩みに向きあうことができ，行動変容の動機付けにつながる．

③共感

共感
　傾聴などを通じて相手の気持ちになって「そうですね」と理解を示すことであり，「かわいそう」という相手と同じ気持ちになる同情とは区別される．

　共感とはクライアントの体験をそのまま感じ取り，考えや気持ちを受け入れ，理解しようという姿勢である．カウンセラーが共感をすることでクライアントは理解されたという安心感を得ることができ，ラポールが築かれていく（表2.3.5）．共感はクライアントに中立的立場をとりながらクライアントを理解することが重要であり，単にクライアントと同じ気持ちになる同情とは区別すべきである．

④要約

　要約とはクライアントの話した内容のポイントを面接の終わりに要約

表2.3.4　受容的な応答

対象者の話	栄養士の応対		カウンセリングのポイント
	非受容的	受容的	
食事療法ではちっとも効果が出ないですね	約束どおりやっていたら，効果が出るはずですよ	効果がなかなか出ないと感じてらっしゃるんですね	受容の態度とは，単に相槌を打ちながら聴くだけでなく，クライアントの不明瞭な気持ちを明確にし，目的の実現に向ける対応をする
食事記録を毎日つけるなんて，面倒でできませんよ	面倒でも，身体のために頑張りましょうよ	毎日，記録することが簡単でないと思ってらっしゃるんですね	
健康のことを考えると，イライラしてしまいます	家族のために，イライラせずにやってみましょう	健康のことを考えて，少し不安になってらっしゃるんですね	

（小松啓子，大谷貴美子編：栄養カウンセリング論，講談社サイエンティフィク，2004を参考に吉本優子作成）

表 2.3.5　共感的対応

対象者の話	栄養士の応対		カウンセリングのポイント
	非共感的	共感的	
いつも，家族の帰りがばらばらで，みんなそろって食事をすることがないんです．寂しいかぎりです	ご家族の方は，きっとそれぞれのことを頑張っていらっしゃるんですよ．みなさんも一緒に食事をしたいでしょう	一緒に食事をしたくても，家族の帰りがばらばらで，できないんですね．寂しくかんじてらっしゃるんですね	クライアントと同じ立場になり，一緒に感じたり考えたりする．クライアントの心理的援助を行うことでクライアントは理解されたと安心感を得る．しかし，共感しすぎることで感情に流されないよう注意が必要
食事量を減らして頑張っても，ちっとも体重が減らないんです	そんなに簡単に体重は減少しませんよ．じつは私だって，ずいぶんと苦労したんですよ	食事を減らして頑張っているけど，思うように体重が減少しないと感じてらっしゃるんですね	
健康のことを考え，たばこをやめなければと，家族から毎日のようにいわれ，嫌になってしまいます．なかなかやめられないんです	心配してくださっている家族のことを考えて，一日もはやく，たばこをやめましょう	たばこを健康のためにやめたいと思っても，なかなかやめられない．つらく感じてらっしゃるんですね	

（小松啓子，大谷貴美子編：栄養カウンセリング論，講談社サイエンティフィク，2004 を参考に吉本優子作成）

して，クライアントにフィードバックすることである．要約を行うことで，クライアントとカウンセラー相互の理解の確認ができる．また，クライアントはカウンセラーが自分のことを理解してくれた，気持ちを受け止めてくれたと感じ，二者間の信頼関係が補強される．さらに要約を通して，クライアントは自分自身の考えや気持ちを整理することによって，これまで気づかなかったことに気づくことができ，問題解決へとつながる．

⑤開かれた質問，閉ざされた質問

「はい」「いいえ」で答えられる質問（たとえば「今朝，朝食を召しあがりましたか」）や短い答えで終わる質問は，閉ざされた質問（closed questions）とよぶ．これに対し，クライアントに考えることを促す質問（たとえば「朝食を摂ることについて，どんなことならできそうですか」）は，開かれた質問（open question）とよばれる．開かれた質問に対しては，クライアントの関心が高いことから話を始めると考えられる．したがって，開かれた質問をすることでクライアントの価値観などを把握でき，その後のカウンセリングを展開しやすくなる．

閉ざされた質問では，カウンセリングで収集できる情報量も少なくなる．しかし，場面やクライアントによっては閉ざされた質問も有効である．たとえば，無口なクライアントに最初から開かれた質問で攻めてしまうと，かえって逆効果になることもあるからである．また，事実確認の場面では閉ざされた質問の方が適切といえる．

閉ざされた質問（closed question）

「はい」「いいえ」など数語で答えることができ，特定の必要な情報を得るための質問であり，会話の主導権がカウンセラーにある．一方，開かれた質問（open question）とは，クライアントの考えを自由に表現する機会を与える質問であり，会話の主導権がクライアントにある．

⑥沈黙への対応

　　沈黙が続くと，カウンセラーは焦ってクライアントに話をさせようと
いろいろな質問をしたくなるが，それは得策ではない．沈黙には大きな
意味がある．クライアントの口が重い背景には，相談をしたくない，相
談するのが恥ずかしい，考えがまとまらないなど，さまざまな理由があ
る．沈黙が続いたときは，その沈黙の理由を理解しようとする姿勢で対
応することが必要である．

⑦守秘義務

　　個人情報の守秘義務に違反する行為は，職業倫理上あってはならな
い．過失・故意を問わず，クライアントの個人情報を，本人ないし家族
や保護者の同意を得ずに第三者に漏らすことのないよう細心の注意を払
う必要がある．カウンセラーは人間尊重を基本理念とし，クライアント
の利益のために誠意をもって接する（表2.3.6）．

　　近年，気軽に投稿できる Twitter，Facebook などソーシャルネット
ワークサービス（SNS）を通した個人情報の公開が社会的な問題となっ
ている．匿名であったとしても，カウンセラーとして携わったクライア
ントについて SNS に投稿するという行為そのものが倫理違反である．
SNS の利用に際しては仕事とプライベートの境目を十分わきまえる．

　　施設内においても個人情報の管理に十分注意すべきである．パソコン
のウイルス感染によって，ハードディスクやメディアに保存した個人情
報が流出する事故も増えている．パソコンを適切に管理するだけでな

表2.3.6　栄養カウンセリングを行ううえでの態度と倫理ならびに留意点

対人業務であることを意識する	相手に不愉快な思いを与えない．挨拶，言葉遣い，身だしなみなどに注意する
自身の健康管理に留意する	クライアントを気持ちよく迎えるためにも，しっかりと自身の身体的・精神的な健康管理を行う
クライアントの主体性を尊重する	行動変容を行うのは，あくまでもクライアントである．クライアントが主体的に取り組まなければ，行動変容，さらには習慣化はできない．クライアントが主体的に取り組むことを支援するという立場を守る
クライアントに対して偏見をもたない	クライアントは，国籍，宗教，人種，経済的背景などさまざまであり，全員が同じ価値観や考え方をもっているわけではない．クライアントの一部を見て判断したり，偏見をもったりしない
管理栄養士とクライアントの関係性を守る	不必要に互いのプライバシーに立ち入らない．あくまでもクライアントの食生活を支援する立場であることを忘れない
クライアントの個人情報を適切に管理し，保護に努める	カウンセリングで得たクライアントの情報を正当な理由なく，ほかの人に漏らしてはいけない．また，情報の管理は厳重に行う
管理栄養士としての役割を認識する	クライアントのすべての問題に対応できるわけではない．心理カウンセリングが必要な問題が出てきた場合は，専門家（精神科医，臨床心理士など）に相談する．あるいはクライアントに専門家を紹介するなどの対応をとる

（赤松利恵，稲山貴代編：栄養教育論，東京化学同人，2016）

く，メモも含め，記録用紙などを机に広げたまま席を立たない．情報の
保存にはパスワードを設定したり，鍵のかかる戸棚に保管するなど，他
者が簡単に見ることができないよう，注意を払う．

b．カウンセリングの栄養教育への応用

　個人を対象とした栄養カウンセリングは，行動科学やカウンセリング理論
に基づくものなど，さまざまな方法を駆使して行われている．ここでは，栄
養相談を目的とした初回面接の流れを例にあげて説明していく（図2.3.1）．

①対象者との信頼関係の形成段階

　　クライアントの不安や負担などを軽減するためには，カウンセラーで
ある管理栄養士がカウンセリングの基本的態度の傾聴，受容，共感的理
解，支持（肯定）をもってクライアントのありのままの姿を受け止め，
信頼関係を形成することが必要である．クライアントと良好な関係を築
くにあたり，管理栄養士はクライアントが安心して話ができる場面を提
供することが望まれる．

②面接のための情報収集の段階

　　管理栄養士は栄養教育計画を立案する際に，クライアントが抱えてい
る問題点の抽出のための栄養アセスメントを実施する．栄養アセスメン
トにおいては身体計測（anthropometric data），生理・生化学検査
（biochemical data），臨床診査（clinical data），食事調査・食行動・食
態度（dietary data）の調査などを行う．聞き取り調査では，開かれた
質問と閉ざされた質問を効果的に用い，問題点を明確化する．

③具体的な話しあいの段階

　　解決すべき問題点を栄養アセスメントと対象者のニーズから抽出し，
優先順位をつけておく．順位付けの際には，クライアントの問題解決に
対する行動変容段階，意欲などの心理的側面や実現可能性などを考慮し
決定していく．問題点の解決優先順位を決定したのち，管理栄養士はク
ライアントの行動変容に対する動機付けや具体的な目標設定，および行

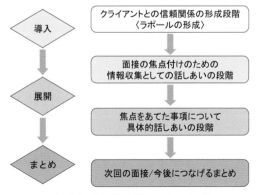

図2.3.1 栄養相談面接の組み立ての例
（春木　敏編：栄養教育論，医歯薬出版，2014）

動変容の実行に必要なスキルを話しあうことが必要である．その際には，クライアントとの間で問題が共有され明確化されているかを確認しておく．

④まとめの段階

　　栄養カウンセリングの面接の終盤では，管理栄養士は面接全体を振り返る．面接が連続した複数回にわたる場合には，次回の面接につながるようなその回のまとめを，1回きりの面接の場合には，クライアントが今後の日常生活に反映できるようなまとめを行うことが望ましい．

c. 家族への栄養カウンセリング

　クライアントの食生活改善や食事療法を進めるには，クライアントのみならずその家族による支援・援助（サポート）を得ることが望ましい．家族の支援・援助を得るために，クライアントの家族を対象とした栄養カウンセリング（family counseling）もあわせて行う．その際の栄養カウンセリングの基本的な考え方や技法は，クライアント個人を対象とした栄養カウンセリングと同じである．クライアントと同様に，その家族に対して栄養カウンセリングを始める前にはカウンセリングの主旨を説明し，必ず同意を得たうえで始める．また，家族がカウンセリングに対して負担を大きく感じるとカウンセリング効果が期待できないため，家族の負担を軽減するよう配慮する．

表 2.3.7　グループカウンセリングにおける治療促進因子(ヤーロム)

普遍化	ほかのメンバーの話を聞くうちに，自分の抱えている問題と共通したところがあることを知り，悩んでいるのは自分だけではないことがわかり，安心感を得る
カタルシス	グループのなかで，自分の感情を表現することができると，胸のつかえが降りた感じがして，気持ちが楽になれる
凝集性	グループ内で一体感や親近感がもてると，メンバー間の相互交流が強化され，互いに支えあう関係が生まれる
情報を得る	ほかのメンバーの発言から，食事療法についての情報を得ることができる
模倣	ほかのメンバーのやり方を聞いて，自分も同じようにやってみる
思いやり	グループのなかでほかのメンバーを助けるという体験が満足感につながるとともに，自尊心を高める
対人関係の学習	グループ内の人間関係を通して，おのおののメンバーが自分の対人関係のあり方の理解を深めていく
希望をもつ	ほかのメンバーの話を聞いて，治療についての希望をもつことができる
対人関係の治療的再体験	グループカウンセリング場面は疑似家族でもあり，子どもの頃の家族関係を再体験する機会となる
対人的社交技術の学習	グループカウンセリングを通して，どのように他者と効果的にコミュニケーションをもつかを，行動レベルで学習する
実存的因子	食事療法の必要性を否認することなく，現実的，実存的に受け入れることが治療促進的に働く

（丸山千寿子他編：栄養教育論，南江堂，2013）

表2.3.8 グループアプローチの設定項目とその内容

設定項目	内 容
グループ担当者	・狭義には管理栄養士，栄養士をはじめ医療スタッフ，教員など，グループアプローチの種類により異なる ・担当者は単数でも複数でも行われるが，一般には2名の場合が多い
グループ構成	・共通の目標と類似の問題を有するクライアント．人数はグループアプローチの種類によってばらつきがある ・クローズドグループ（グループ開始時のまま最後まで行う）またはオープングループ（途中で新しいメンバーが加わることを認める）のどちらかを選択する
場面設定	・期間設定：継続型（毎週，毎月1回などの定期的にグループをもつ）に設定される．また，セッションの時間，セッション数も目的，参加者の状況によって決定する ・場所：和室か椅子に座るか，部屋の大きさ，座席設定（固定，半固定，自由）などを検証する
形態	・話しあい中心型または活動・作業中心型の二つから選択する グループ構造を構成的型（自由度が低い）または非構成的型（自由度が高い）の二つから選択する

（小松啓子，大谷貴美子編：栄養カウンセリング論，講談社サイエンティフィク，2015から作成）

d．小集団を対象とする栄養カウンセリング

集団を対象として行われるカウンセリングをグループカウンセリング（group counseling）とよぶ．グループカウンセリングには，個人を対象とする場合とは異なった長所と短所がある．グループ独自のグループダイナミクス（集団間で生じる動力）が働き，その力がクライアントの成長に役立つ．ヤーロムは表2.3.7のような治療促進因子をあげている．同じ境遇にあるという仲間意識が生まれ，グループがうまく進展するとメンバー相互の信頼関係ができ，多くの気づきが起こる．その反面，ほかのクライアントが心理的な負担になったり，自己開示ができなかったりする可能性もあるので，グループの長所と短所を熟知したカウンセラーがカウンセリングにあたる．グループカウンセリングは，まず何を目的として行うかを決定し，次にグループ担当者，グループ編成，場面設定，形態について検討して進める（表2.3.8）．

● 2.3.4　行動分析 ●

行動分析とは，問題となっている行動が，いつ，どのようなきっかけで起こっているか，さらにその行動の後にどのようなことを感じているか，自分の行動を観察し，行動を分析することである．改善する行動が決まり，準備性がある程度高まれば，次に具体的な行動目標を立てる．具体的な目標設定には，行動を観察させ，行動分析をさせることが必要となる．たとえば，「医師からたばこをやめるようにいわれた」クライアントのAさん．1〜2日はやめられるが仕事が忙しくなるとたばこを吸ってしまい，たばこがなかなかやめられないクライアントに対して，「それではこちらの用紙に，たば

こを吸ったときのことを記録して，次回もってきていただけますか．自分の行動を観察すると，今まで気がつかなかったことに気づくこともありますよ」と，管理栄養士がクライアントに自己観察記録紙などを渡し，行動を観察する課題を与え，自分の行動パターンを気づかせる．

　行動観察が終わった段階では，行動変容に対して重要だと思っているが，自分にはできないと思っている場合が多い．そこで，自己効力感を高める会話を行っていく．たとえば，「仕事でいらいらしたときたばこを吸う本数が増えたり，会議中に吸いたくなったり，会議が終わった後に，吸う本数が多くなると感じられているのですね．また，残業したとき家で吸うたばこの量が多いことにも気づかれたのですね．もし，たばこの本数を控えるとしたら，外でのたばこと残業したときの家でのたばこ，どちらの方が控えることができそうですか」と管理栄養士がクライアントに対していくつかの選択肢をあげ，そのなかからクライアントにできそうな行動を選択させる．また，「一人のときだと，つい2本目，3本目と吸われるようですが，家にたばこを置かないようにするのはいかがでしょうか」「どうしても吸いたくなったら，5分間だけ我慢してみてはいかがでしょうか」など，クライアントの自己効力感を確認しながら，管理栄養士がクライアントに具体的な対策を提案する．

　ある程度自己効力感が高まったら，具体的に取り組む目標を考える．たとえば，「たばこを控える自信もだいぶついてきたようですので，具体的な目標を立ててみませんか．……一人，家でいるときのたばこは吸いたくなる可能性が高いので，なるべく外に出て散歩をするなど体を動かしてみてはいかがでしょうか」と「たばこを控える」という抽象的な目標でなく，具体的な場面や数値を入れた目標にする．目標設定のポイントは，できそうな内容にすることが重要である．目安として70%ぐらいできそうなものにする．内容は具体的なものにし，小さな目標から始め，実践できた段階で次の目標にレベルアップする．

　実際にその目標の実行に移った後は，目標をどれくらい達成できたかフォローアップすることが必要である．目標の達成度によって，話す内容は変わってくる．新しい行動を始めて6か月以内は，まだ不安定な時期である．管理栄養士は目標としている行動を維持できるよう，最低6か月はサポートする必要がある．またこの時期，管理栄養士のサポート終了に向けて，周りの人々のサポートを得るよう働きかけることが必要になってくる．

参 考 文 献

赤松利恵，稲山貴代編：栄養教育論（新スタンダード栄養・食物シリーズ 11），東京化学同人，2016

笠原賀子，川野 因編：栄養教育論 第2版（栄養科学シリーズ NEXT），講談社

サイエンティフィク，2007

日本医歯薬研修協会編著：管理栄養士国家試験完全攻略 2017，日本医歯薬研修協会，2016

小松啓子，大谷貴美子編：栄養カウンセリング論 第 2 版（栄養科学シリーズ NEXT シリーズ），講談社サイエンティフィク，2015

関口紀子，蕨迫栄美子：栄養教育論，学建書院，2014

丸山千寿子他編：栄養教育論 改訂第 3 版（健康・栄養科学シリーズ），南江堂，2013

野島一彦：グループ・アプローチへの招待．現代のエスプリ，**385**，5-13，至文堂，1999

中山玲子，宮崎由子編：栄養教育論 第 4 版（新食品・栄養科学シリーズ），化学同人，2012

吉本優子：栄養教育論（テキスト食物と栄養科学シリーズ）（田中敬子・前田佳予子編），朝倉書店，2010

コラム　コーチングとは

　1880 年代にボート競技に"コーチ"が登場して以来，スポーツ分野ではすでに体系的な発展をとげている．1980 年代以降にアメリカのビジネス分野で業績をあげた後，医療分野にも広がった．

　コーチ（coach：馬車）という言葉には，「大切な人をその人の望むところまで送り届ける」という意味がある．コーチングの基本的な考え方は，人には無限の可能性があり，その人が必要とする答えはその人のなかにあるということである．スポーツの場での選手の育成など，「人を育てること」を目標にした教育訓練のことを指してコーチという言葉が使われる．主体は，すべて学習者にある．コーチングのスキルを表 2.3.9 に示す．

表 2.3.9　コーチングスキル

環境設定	コーチは学習者が話しやすい場を設定し，互いの信頼関係を築く（ラポールの形成）
傾聴	学習者に集中して意識を向け，学習者の本当のメッセージを読み取る
承認	目標設定やプロセスや成果を肯定的に認めて，言葉に出し伝える
質問	効果的な質問は十分な傾聴から始まる．「学習者のなかにある答を引き出す」ために質問をする
提案	コーチの思いや指示を学習者に押しつけず，互いに確認しあい，学習者の行動を促進する

（笠原賀子，川野　因編：栄養教育論，講談社サイエンティフィク，2014 を参考に作成）

カウンセリングとコーチングの違い

　カウンセリングがおもに過去に遡って，その感情や根本的な原因に寄り添いながら問題解決を図ろうとするのに対し，コーチングは現在から未来に焦点をあてて，目標達成を目指すところにある．また，カウンセリングが個人のもつ悩みや変容すべき行動に関する問題があって，その解決を目指すのに対して，コーチングはより望ましい姿に向けて自己実現を図るという．ポジティブな意味をもつようである．

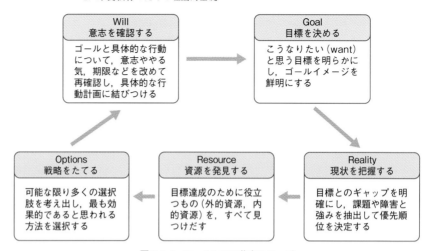

図 2.3.2　コーチングの基本ステップ
(笠原賀子・川野 因編：栄養教育論，講談社サイエンティフィク，2007)

　カウンセリングがクライアントとの対話をおもな手段として治療的な意味あい
が強いのに対し，コーチングはより現場での実践的な場面における教育訓練とい
うイメージが強い．また，より明確で具体的な目標を達成すること，それも限ら
れた時間内でより直接的な指導を行うことも，その特徴といえよう．

　コーチングでは，対象者がこうなりたいという目標を自己決定し，対象者が
もっている資源を積極的に活用し，効果的な計画を戦略的に立て，その計画を実
行することになる．期待した改善が得られなくてもネガティブにとらえずに，些
細な結果も承認しながら，目標を再設定・実行するというサイクルを回しながら
対象者の行動変容を通して，課題改善を図る．実際によく用いられるコーチング
の際のポイントを GROW モデル（表 2.3.10）にあげた．

表 2.3.10　GROW モデル

G	Goal (目標の明確化・目標を決める)	こうなりたい(want)と思う目標を明らかにし，ゴールインイメージを鮮明にする
		・もっとも達成したいことは何か？ ・どのような成果を手に入れたいか？ ・3年後になりたい自分のイメージは？
R	Reality (現実把握・現状を把握する)	目標とのギャップを明確にし，課題や障害と強みを抽出して優先順位を決定する
		・緊急の問題は何か？ ・長期的に見てもっとも重要な課題は何か？ ・これから事態はどのように変化するか？
	Resource (資源の発見・資源を発見する)	目標達成のために役立つもの(外的資源，内的資源)を，すべて見つけ出す
		・誰かの力を借りることはできるか？ ・必要な情報はどのように入手できるか？ ・もっとも都合の良いのはいつか？
O	Options (選択肢の創造・戦略をたてる)	可能な限り多くの選択肢を考え出し，もっとも効果的であると思われる方法を選択する
		・ライバルが使っている方法は何か？ ・もっとも効果の大きい方法は何か？

		・逆の発想をすることはできないか？
W	Will （目標達成の意志・ 意思を確認する）	ゴールと具体的な行動について，意思ややる気，期限などを改めて再確認し，具体的な行動計画に結びつける
		・優先順位がもっとも高いのは何か？ ・1週間以内にできることは何か？ ・現在の目標を達成したらどのように感じるか？

（笠原賀子，川野　因編：栄養教育論，講談社サイエンティフィク，2014；関口紀子，蕨迫栄美子：栄養教育論，学建書院，2014から作成）

2008年度からの保健指導においても，行動変容を促す相談・支援技術にカウンセリングやコーチングが取り入れられている．どちらも，学習者とラポール（信頼関係）を形成し，傾聴，共感して，学習者の内なる気づきを促す点は同じである．コーチングは栄養カウンセリングを実施する際の一つの手法といえる．学習者が健康を保持増進するうえで必要な問題を自ら解決できる能力を獲得できるよう援助し，内なる気づきを促す点では同じであり，クライアントの行動変容の重要な手法である．

● 2.3.5　認知療法・認知行動療法 ●

認知（ものの考え方や受け取り方）に働きかけ，考え方のバランスを取ることで行動をコントロールできるようにする心理療法である．主にうつ病や不安障害の治療など精神科・心療内科領域で用いられている．禁煙，アルコール依存症対策などの保健行動においても応用することができる．

● 2.3.6　動機づけ面接法 ●

動機づけ面接法（motivational interviewing）は，ミラー（Miller, W. R.）とロルニック（Rollnick, S.）によって開発された対人援助理論である．当初はアルコール依存症に対するアプローチ法として報告され，少しずつ理論が体系化されていった．面接の中で，クライアントの行動変容に対する両価性（アンビバレンス．「変わりたい」けど「変わりたくない」，相反する感情や態度のこと）を明らかにし，本人が変わりたい方向を見出し，その方向に変わろうとするやる気を引き出していく面接法である．

①面談の3つのスピリット：基本的に人を無理矢理変えることはできない．変化を起こすための動機づけはクライアントに内在し，面接でカウンセラーはそれを引き出すことに注力する．カウンセラーの心構えとして，面接はクライアントとの協働作業であること，喚起，自律の精神を理解しておくことが必要である（表2.3.11）．

表2.3.11　動機づけ面接法の3つのスピリット

協働	クライアントと話し合いながら共に問題について考えていく．
喚起	教える，伝える，指導するのではなく，クライアントの変わりたい気持ちを引き出す．
自律	クライアントの自主性，主体性を尊重する．

表 2.3.12　動機づけ面接法の 4 つの原則

共感を表現する	カウンセラーはクライアントの気持ち・感情・思考・価値観を正確に言葉にして聞き返し，その内容をクライアントと共有する．
矛盾を広げる	クライアントが変化したい方向とは矛盾して，まずいことをやっているということを分かりやすいように示して，矛盾しているという認識を強めていくことである．具体的にはクライアントの言葉に基本的に同意し，その矛盾に気づかないふりをしながら，相手の言葉をそのまま使って聞き返していく．
抵抗を手玉に取る	クライアントの変わりたくないという気持ちやためらい，本音と建前を否定せず，それを自然なことであると肯定しながら，クライアントが変化する方向に向かうように聞き返していく．
自己効力感をサポートする	クライアントの自己決定を尊重することによって，クライアントが自信を持って，うまく変わっていけるように援助する．

　②面接の 4 つの原則：動機づけ面接には共感を表現する，矛盾を広げる，抵抗を手玉に取る，自己効力感をサポートするという 4 つの原則がある（表 2.3.12）．

　③面接の 4 つの戦略 OARS：クライアントから変化を起こすための動機づけを引き出すための具体的な面接の話し方として OARS がある．OARS は開かれた質問（Open-ended question），肯定（Affirm），聞き返し（Reflective listening），要約する（Summarize）の頭文字である（表 2.3.13）．

表 2.3.13　動機づけ面接法の 4 つの戦略

開かれた質問	いろいろな答え方ができる質問のことである．情報が多く得られ，考えを引き出すのに役立つ．例）「続かなかった理由はどんなことでしょう」，「どんなことがしたいですか」
肯定	クライアントの建設的な価値観や性質，努力，行動を認め，フィードバックする．例）「何とか状況を変えようと努力されているのですね」
聞き返し	クライアントが発言した言葉をクライアントに返すことであり，単純な聞き返しと複雑な聞き返しがある．例）⑦「朝食を欠食しない方がよいのはわかっているけど，つい面倒で」→「朝食の欠食がいけないのはわかっているんですね」（単純）→「朝食を食べるのは面倒だ．一方，できれば食べたいのですね」（複雑）
要約	クライアントの発言をまとめて返すことである．クライアントが変化したい方向とは矛盾をしている行動や考え方をしていることに気づいていけるようにまとめることがポイントである．チェンジトークを要約の後半にもってくるなどして，動機づけをガイドしていく．

表 2.3.14　チェンジトーク（自己動機づけ発言）の種類

願望	変化することを望む発言 例）「…したい」「できたら…したい」
能力	自らの能力や自信についての発言 例）「…できる」「以前は…していた」「…ならできるかも」
理由	なぜ変化したいのかについての発言 例）「…だとしたら，きっと楽しいだろう」
必要性	変わる必要性を感じている発言 例）「…すべきだと思う」，「…する必要がある」
コミットメント	変化への具体的な行動についての発言 例）「週○回…します」，「…しようと思います」

④チェンジトーク（自己動機づけ発言）：カウンセラーは面接の3つのスピリットを理解したうえで，4つの原則を基に，4つの戦略OARSをタイミングよく使いながら面接を進めることにより「チェンジトーク（自己動機づけ発言）」を引き出していく．これは行動の変化の意思，意欲を言語化したクライアントの言葉であり，行動変容を導くものである．面接の場が「宣言による自己動機づけ」に結びつくことを動機づけ面接の目標としている．チェンジトークの種類は，願望，能力，理由，必要性，コミットメントがある（表2.3.14）．

2.4 行動変容技法と概念

行動変容技法は，人間の行動にかかわる諸問題を解決することを目的とする行動科学の理論やモデルを活用した行動変容のための技法である（表2.4.1）．種々の行動変容技法のなかから，学習者に適切な技法を選択し，行動変容を進めていく．認知行動療法は，対象者の不適応状態に関連する行動的，情緒的，認知的な問題を治療標的とし，刺激-反応理論をはじめとする行動科学の諸理論や行動変容の諸技法を用いて，不適切な反応を軽減するような反応を学習させていく治療法である．

● 2.4.1 刺激統制 ●

刺激統制は，不健康行動に先行する刺激を取り除き不健康行動を削減する，または，健康行動の先行刺激を増やし健康行動を増加させる技法である．食事制限中の食行動を自ら観察し，問題となる食行動のきっかけを取り除く一方で，食行動を改善するためのきっかけを用意するなど，環境の調整を図るよう助言する．このように先行刺激によって行動の頻度を調整する方法である．

表2.4.1 行動変容技法・概念と関連する理論，モデル

行動変容技法・概念	関連する理論，モデル
刺激統制 反応妨害・拮抗 行動置換 オペラント強化	刺激-反応理論
意思決定バランス	ヘルスビリーフモデル（利益-障害の認知） トランスセオレティカルモデル（自己再評価，環境再評価）
目標宣言・行動契約	トランスセオレティカルモデル（自己解放）
セルフモニタリング	社会的認知理論
自己効力感	社会的認知理論 ヘルスビリーフモデル トランスセオレティカルモデル
ストレスマネジメント	社会的認知理論
ソーシャルスキルトレーニング	社会的認知理論

支援例）食事の時間以外に食べたくなる誘惑が周りにないか尋ねる.

　　　　運動したくなるきっかけが万歩計と答えた学習者に，万歩計を玄関
　　　　に置くよう助言する.

行動例）よく食べる人のそばに近づかない.

　　　　お菓子の買い置きをしない.

　　　　野菜をすぐ食べられるような状態で冷蔵庫（見えない所）に置く.

　　　　健康意識の高い人のそばにいる.

● 2.4.2　反応妨害・拮抗 ●

　反応妨害・拮抗は，食事制限や減酒中などに起こる「食べたい，飲みたい」という欲求や衝動が生じたときに，それと両立しない方法で収まるのを待つ技法である. 問題となる行動を直接的に妨害するために，同時に成立しない行動を拮抗させる.

行動例）食べたくなったら，3分我慢する.

　　　　飲みたくなったら，深呼吸をする.

● 2.4.3　行動置換 ●

　同じく，不健康な行動の欲求が生じたときに，それに代わるより健康的な別の行動に置き換える技法である. 行動置換を行うためには，自分自身の行動パターンを分析し，あらかじめその行動に代わる行動を考えておくよう助言する.

行動例）食べたくなったら，散歩をする.

　　　　お酒が飲みたくなったら，水を飲む.

　　　　お菓子が食べたくなったら，果物を食べる.

● 2.4.4　オペラント強化 ●

　オペラント強化は，「好ましい結果」を与えたり，「好ましくない結果」を取り除いたりすることで，健康行動を繰り返すように促す技法である（表2.4.2）. 行動の前にあった「好ましくない結果」が消失することで，行動の頻度を増やす（負の強化）ことを活用する.

表 2.4.2　オペラント強化と弱化のマトリクス

	正（与える）	負（取り除く）
好ましい結果（ごほうび，報酬，ほめるなどの刺激）	正の強化 うれしいことが起き行動の頻度が増える	負の弱化（罰） うれしいことがなくなり行動の頻度が減る
好ましくない結果（罰，痛み，叱るなどの刺激）	正の弱化（罰） 嫌なことが起き行動の頻度が減る	負の強化 嫌なことがなくなり行動の頻度が増える

支援例）学習者の減酒の努力に対しほめる（正の強化）.

　　　　お気に入りの洋服が入らないと悩んでいる学習者に間食を減らすことで解消すると助言する（負の強化）.

行動例）体重が減ったらごほうびは何にするか決めておく（正の強化）.

● 2.4.5　認知再構成 ●

　認知再構成は，認知（物事のイメージ，考え方，価値観）を変化させることで，行動の妨げとなる感情を変え，望ましい合理的な考え方に再構成する技法である.

支援例）階段を上るのは辛いと考えるのを，階段を上れるのは健康の証であり喜ばしいと考えるよう，促す.

行動例）失敗してくじけそうになったら励ましの言葉を声に出す.

● 2.4.6　意思決定バランス ●

意思決定
ある目標を達成するために，複数の選択可能な代替的手段のなかから最適なものを選ぶこと.

　意思決定バランスは，行動を変容することによって生じる良い点（pros）と悪い点（cons）の評価を行い，意思決定を促す技法である. 表2.4.3は学習者が行動の変容に伴う良い点と悪い点についてワークシートに書き込んだ例である. 学習者はこれを踏まえて検討し，意思決定を行う.

　トランスセオレティカルモデルでは，熟考期から準備期に移行させるための変容プロセス「自己の再評価」として活用されている.

支援例）朝食のメリットが小さいと感じる学習者に，メリットがデメリットを上回るように説明する.

行動例）朝食を食べることの良い点と悪い点を書き出す.

● 2.4.7　目標宣言，行動契約 ●

　目標宣言，行動契約は，自己決定した目標を明文化することで，意思力を補強し目標達成を支援する技法である. 今までできていないことを目標とすることになるため，目標を達成するには常に目標を明示して，変化させることを意識させる必要がある.

　トランスセオレティカルモデルの行動変容ステージの準備期から実行期に移行させるための変容プロセス「自己の解放」（表2.2.1参照）はこれにあたり，行動化を支援する方法である.

表2.4.3　意思決定バランスを使ったワークシートの記入例

行動	良い点(pros)	悪い点(cons)
朝食を食べる	・生活習慣病を予防できる ・体温が上がり，免疫力が上がる ・仕事の能率が上がる	・食べる時間がない ・朝は食欲がない ・生活スタイルを変えなくてはならない

支援例）「毎日体重を測る」と書いた宣誓書を洗面台に貼るように勧める.

行動例）「3か月後に3kg減量するために，毎週金曜日はスポーツジムに行く」と職場に宣言書を貼る.

● 2.4.8　セルフモニタリング ●

　セルフモニタリングは，自分の行動を観察して記録・評価する技法である. 問題状況の整理がしやすくなり，今後の対策を検討するうえで参考になる. また，目標を設定して取り組んだ後の自己評価を可能にする. 記録が良い方向に動き出したときの達成感が励みになり，自己効力感が高まる. グラフなどで視覚化されるとその効果はより得られやすくなる.

支援例）体重や歩数，そのときの気分を記録しやすいよう記入例を記載しておく.

行動例）減量中に食事日記をつけ，停滞期には何が原因か振り返る.

● 2.4.9　自己効力感（セルフエフィカシー）●

　自己効力感（セルフエフィカシー）は，結果を生み出すために必要な行動をうまく実行できるという自信・確信のことで，バンデューラ（Bandura）の社会的認知理論（本書2.2.5項参照）で提唱された概念である.

　自己効力感は主要な4つの情報源によって基礎づけられ，個人がつくり出していくものであると考えられている. 行動を起こすためには，自己効力感を高める支援が必要である. 自己効力感を高める情報を情報源ごとに示す（表2.4.4）.

支援例）苦手なものがあっても，食べられるようになった子どもの話をする（代理経験）.

表2.4.4　自己効力感を高める四つの情報源

情報源	自己効力感を高める情報
遂行行動の達成	実際に自分で行動し，達成できたという成功体験の蓄積
代理経験	自分と似た状況，同じ目標を持っている他者が達成している様子を観察することによって「自分でもできそうだ」と学習
言語的説得	専門家や信頼している他者から達成可能であることを繰り返し激励，賞賛される
情動的喚起	胸がドキドキして情動的喚起（不安）を知覚すると「できないのではないか」となり，リラックスして情動的喚起（不安がなく落ち着いている状態）を知覚すると「これならできる」という気持ちになる. 生理状態の変化を体験することで情動的喚起をコントロールする

● 2.4.10 ストレスマネジメント ●

ストレスマネジメントは，ストレスについて理解し，上手なストレスとの付き合いをする方法である．ストレッサーに対する人間の心身のメカニズムや反応を理解し，ストレス反応の軽減を行う（図2.4.1）．

a. 認知的評価・対処能力へのアプローチ

ストレッサーの力を弱くするため認知再構成し，物事のとらえ方やイメージを変える．また，相談にのってもらう，悩みを聞いてもらう，新しい対処法を教えてもらうことができるなどソーシャルサポートの存在の確認も必要である．

b. ストレス反応へのアプローチ

ストレス反応を軽減させるため，呼吸法（腹式呼吸）やストレッチなどのリラクセーション法を実践する．

ストレスは自律神経のバランスに影響し，交感神経を優位にする（図2.4.2）．自律神経は，循環，消化，代謝などの機能を制御する神経で，交感神経系と副交感神経系からなる（表2.4.5）．交感神経が「活動の神経」であるのに対し，副交感神経は「リラックスの神経」とよばれ，体の休息や回復に関係がある．緊張状態にあるとき，呼吸を深くすると心が落ち着くのは，自律神経のバランス調整にある．交感神経が優位になると血圧や心拍数が上昇し，寝つきも悪くなる．そこで，意識的に呼吸を深くすることで副交感神経優位の状態にし，休むための神経を働かせることができる．呼吸法の

ストレッサー
　ストレスの原因のこと．騒音や気温などの物理的ストレッサー，病気や寝不足などの生物的ストレッサー，対人関係のトラブル・怒りや不安・緊張などの心理的ストレッサーがある．

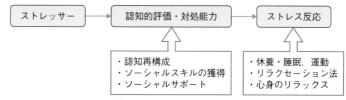

図2.4.1　ストレスへの対処法

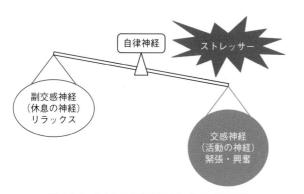

図2.4.2　ストレスが自律神経のバランスに影響

表2.4.5　自律神経の働きと各器官の反応

副交感神経	自律神経	交感神経
降下	血圧	上昇
暖除	心拍	促進
収縮	気管	弛緩
弛緩	筋肉	収縮
促進	消化管運動，消化液分泌	抑制
降下	血糖	上昇

表2.4.6　「断り方」のソーシャルスキルトレーニングの手順例

①言語的教示	なぜ「断り方」のソーシャルスキルが必要なのか，欠けていると，どんな問題が起こるか，習得するとどんなメリットがあるかを説明し動機付けを高める
②モデリング	適切な「断り方」ができているモデルを実演や映像で示し，どこが適切なのかソーシャルスキルのポイントをまとめ，自身の状況にあうセリフを考えるよう促す
③ロールプレイ	具体的な場面を想定して，模擬的に演じ，モデリングで示した適切な「断り方」の練習をする
④フィードバック （オペラント強化）	練習中に適切なソーシャルスキル行動があった場合，承認する，ほめるなどを強化子として与え，適切な「断り方」の形成を促す

表2.4.7　相手を不快にさせない「断り方」の例

場面：同僚から飲み会に誘われたが食事制限中で行けない	
セリフ①	誘ってくれてありがとう．せっかく誘ってもらったけど金曜日は塾に子どもを車で迎えに行かなくちゃいけなくて，飲めないんだ
セリフ②	行きたいけど，ローンの支払いが多くて，ごめんね
セリフ③	実は，胃が痛むので病院で診てもらったら，ドクターストップがかかってしまって，しばらく行けないんだ

ほかに，ストレッチや，心地よい音楽やアロマもリラックスを導く．学習者にあった，もっとも心地よいと思われるストレス対処の方法を身につけ，セルフケアができるよう支援する．

支援例）リラクセーション法について話しあう．

行動例）落ち込んだら家族に愚痴を聞いてもらう（ソーシャルサポート）．

● 2.4.11　ソーシャルスキルトレーニング ●

　社会生活のなかで，人間関係を円滑に進めるための技術をソーシャルスキルとよぶ．この社会的，対人的技術を形成する方法がソーシャルスキルトレーニングで，いわば，人とうまく付きあっていくために必要な具体的行動の形成を支援する方法である．それを活用することで，望ましくない行動の頻度を調整し，行動変容を継続させ，目標達成に近づけることを目指している．

　トレーニングの手順として，モデリング，ロールプレイや行動変容の技法を組みあわせて行う．表2.4.6は，相手を不快にさせない「断り方」を適切なソーシャルスキルとしてトレーニングする手順例である．相手を不快にさせない「断り方」のセリフ例を表2.4.7に示す．

● 2.4.12　ナッジ理論 ●

　ナッジ（nudge）とは「ヒジで軽く突くような小さいアプローチ」で，強

制することなく，選択の自由を認めつつ，より良い意思決定（行動）へと導く，ちょっとした工夫のことをいう．

　この行動経済学に基づく理論を発表したシカゴ大学のリチャード・セイラー教授がノーベル経済学賞を受賞したことで一躍注目を浴び，健康教育，栄養教育の分野でも活用され，取り組み事例も報告されるようになってきている．

　「あるビュッフェで入口に近い方から野菜を並べることで，お客さんが従来よりも多くの野菜を摂取することを促す」は，健康を意識させないで，強制されることなく，自ら健康的な行動を選択するように仕向ける代表的な手法の例である．

2.5 組織づくり・地域づくりへの展開

　ヘルスプロモーション（本書1.1.1参照）の理念は健康な地域づくりである．この理念を達成するためには，地域を支える主体性をもった個人を育て，個人の能力をいかせる組織づくりをし，さらに，地域に存在するいろいろな住民組織を活性化させ，住民の健康づくりを社会全体が相互に支えあう地域づくりが鍵を握る．

● 2.5.1　セルフヘルプグループ ●

　セルフヘルプグループは，同じ悩みや問題を抱えている本人やその家族が自発的に集まり，互いを理解し助けあいながらそれぞれの問題の解決を目指していくグループのことである．自助集団や自主グループなどともよばれる．当事者が主体的に運営し，必要なときに専門職に問いあわせることを基本としている．

　グループの規模は，2,3名のものから全国組織レベルまで大小さまざまである．活動目的も，個人の行動変容を目指すものから，子育てや介護に関する情報交換の場などさまざまで，専門職主導の援助と違う当事者同士の援助の特性，機能をいかし問題解決や個人の自立を図る（表2.5.1）．

当事者
　悩みや問題を抱えている本人やその家族のこと．

　とはいえ，セルフヘルプグループの立ち上げや運営（表2.5.2）を当事者が一から始めるのは大変であるため，専門家が既存のグループを紹介したり，情報提供や他グループとの交流を促したりなどの支援を行う．

表2.5.1　当事者同士の援助の特性，機能

・共通の悩みや経験を話しあうことによる孤独感の和らぎ（情動的サポート）
・自分の抱えている問題や悩みの直視（自己理解）
・情報の体験によって再整理されたわかりやすさ（情報的サポート）
・自尊感情の回復
・社会参加の側面
・エンパワメント

表2.5.2　セルフヘルプグループ運営の留意点

・活動の趣旨，目的を明確にする
・開催の日時と頻度を決める
・ミーティングのルールを決める
・活動の場を決める
・運営メンバーの役割分担を決める
・他グループとの交流の重視

● 2.5.2　組織・ネットワークづくり ●

人はソーシャルネットワーク（社会的関係網）のなかで生きている．ソーシャルネットワークには家族，仲間，職場の同僚など個人が所属するさまざまな組織の人が含まれ，個人の食物選択や摂食パターンに大きな影響を及ぼす．栄養教育介入のねらいとしては，既存のソーシャルネットワークを強化し，さらに新しいネットワークの結びつきをつくることで，支援的環境を促進することである．

既存のソーシャルネットワークの強化として，家庭，学校，地域，職場，行政などが情報を共有し協働の手法（チャネル）を活用することによって行動支援を促進させる．

また，個別の問題解決には個々の生活状況や問題に応じた新しいネットワークの結びつきが必要である．栄養教育プログラムでは，参加者にセルフヘルプグループづくりや既存グループへの参加を促し，これを通じて参加者のソーシャルサポート体制の構築を目指す．

● 2.5.3　グループダイナミクス ●

グループダイナミクスの創始者はレヴィン（Lewin）で，集団力学ともよばれる．集団にかかわる現象を研究対象にしており，集団意思決定，**集団規範**，**集団凝集性**，リーダーシップなどがグループワークにおいて活用されている．

レヴィンは，第二次世界大戦中，食糧不足のため牛の内臓も食べるという今までの食習慣にはなかった行動に変容させる課題に取り組み，集団意思決定によるグループワークの効果を実証した．小規模グループで内臓を料理することの良し悪しや疑問点を集団討議し，各自が実践目標と行動計画を自己決定し，メンバーの前で意思表明を行った意思決定群と，講義を受けただけの対照群とを，2週間後の面接調査により実際に食習慣が変容した割合を調べた．結果は，講義だけの対照群は3%の変容であったのに対して，意思決定群では32%に変容がみられた（1947（昭和22）年）．このように，集団討議と自己決定を組みあわせた集団意思決定のプロセスを活用することで，講義や個別指導に比べて行動変容の効果が大きいことが知られている．

栄養教育の場において，グループダイナミクスを活用した集団援助を行うことで学習効果が高められると考えられる（表2.5.3）．

組織（organization）
　共通の目標をもち，目標を達成するために協働を行う個人の集合体のこと．

集団規範
　集団内で共有される判断の枠組みや思考様式などを集団規範とよぶ．集団規範には校則や社訓などのように明文化されているものや，暗黙のうちに共有されているものもある．集団凝集性が高い集団ほど，集団規範が及ぼす影響は大きくなる．

集団凝集性
　個人を集団にとどまらせるように働く力のことを集団凝集性とよぶ．集団凝集性の高い集団は，団結力が高くお互いが協力しあう傾向が強く，目標達成に向けてプラスに働くことが多い．

リーダーシップ
　集団目標を達成されるように援助する行為をいう．スタイルは「民主型」，「専制型」，「放任型」があり，そのなかでも一般的に民主型のリーダーシップが生産性を向上させて目標を達成しやすくするとした．

表2.5.3　集団を対象とした栄養教育における，グループダイナミクスを活用した学習活動例

1．クラスで協力して給食の食べ残しを減らすよう，話しあわせた
2．参加者同士で，食事診断結果からわかった課題の解決方法を話しあうよう促した
3．各クラスのリーダーに，メンバーから出た意見の調整について話しあうよう促した

● 2.5.4 エンパワメント ●

近年，人々の生活の質（QOL）を向上させる栄養教育の推進において，エンパワメントの考え方が注目されている．エンパワメントという言葉にはさまざまな定義があり定まっていないが，栄養教育におけるエンパワメントとは，「QOL の向上のために社会的な環境を変容させようとする状況において，個人，組織，地域が他者との相互作用を通し主体的に健康に関する意思決定をし，生活をコントロールする能力をつける社会的プロセス」と定義する．

個人にとって，非常に多くの入手可能な食物のなかから健康的な食物を選択し，バランスよく食べることは大変なことである．栄養教育者の課題として，多すぎるほどの食物や情報が行き交う社会で，複雑な情報を個人が耳を傾け行動に移せるような簡潔で適切なメッセージに変換していく必要がある．同時に，個人が食物選択を理解し，矛盾する宣伝文句を分析評価していく能力やコントロール感を高めるようエンパワメントの視点を入れた栄養教育プログラムが必要である．

個人のエンパワメントだけではなく，より広い社会において影響が強い組織のエンパワメント，地域において望ましいアウトカム（p.4）を得るために個々人と組織が協働する地域のエンパワメントをもたらすことで，栄養教育の発展が期待される．

a. 個人レベル

個人が自ら健康に関する意思決定をし，個人の生活をコントロールできるようになる過程である．

b. 組織レベル

組織レベルのエンパワメントは，数か月や数年といった長期の枠組みで行う．組織での意思決定に自らも参加し役割を有することで，組織を強化することである．

社会的プロセス
社会関係が時間の経過によって変化・発展していく動態的過程のこと．

表 2.5.4 個人，組織，地域（コミュニティ）レベルのエンパワメントの例

個人	・食教育を受けた大学生が，地域の安全・安心な食材選び，自分で料理を作るようになった ・保健指導を受けたものが，健康に配慮した地域の飲食店を選ぶようになった
組織	・職場で開催されたメタボ予防の講演会の参加者が，自主グループをつくり，社員食堂のメニューの改善案をまとめ，関係者に提出し改善を申し入れた ・学校における取り組みで，エンパワメントのプロセスをカリキュラム開発に利用する．栄養教育者が学校の教師や管理職に生徒の朝食欠食について問題提起し，教師が対策グループを立ち上げ各家庭にアンケート調査を行い，その結果をもとに栄養教育計画を立案し，カリキュラムを実施した
地域 （コミュニティ）	・食育講演会の参加者が，地域で自主グループをつくり，食育フェアに参加するなど地域での食育活動を進めた

c. 地域（コミュニティ）レベル

地域の社会資源としての住民組織が活動できるよう，地域で活躍できる条件・環境を整え，地域全体の食生活を変化させ，地域の健康水準を高めていく主体的な地域の取り組みのことである．

表2.5.4に個人，組織，地域（コミュニティ）レベルのエンパワメントの取り組み例を示す．

参 考 文 献

Kent, George：Nutrition education as an instrument of empowerment. *J. Nutr. Educ.*, **20**, 193-195, 1988

Contento, Isobel R. 著，足立己幸他訳：これからの栄養教育論—研究・理論・実践の環—，第一出版，2015

赤松利恵，稲山貴代編：栄養教育論（新スタンダード栄養・食物シリーズ9），東京化学同人，2016

西野泰宏編：こころの科学，東洋経済新報社，2003

日本健康教育学会編集：健康行動理論による研究と実践，医学書院，2019

日本健康心理学会編：健康教育概論，実務教育出版，2003

畑　栄一，土井百合子編：行動科学 健康づくりのための理論と応用 改訂第2版，南江堂，2012

藤田　勉，藤田直子著：新版行動科学序説，世音社，2012

レイモン・G・ミルテンバーガー著：行動変容法入門，二瓶社，2006

● 2.5.5　ソーシャルキャピタル ●

ソーシャルキャピタル（社会関係資本，social capital）とは，社会レベルの関係性を示す．アメリカの政治学者のパットナムは「信頼，規範，ネットワークといった社会制度の特徴」と定義した．近所づきあいがある，助けあえる信頼関係がある，道徳心のある行動を促す社会的規範が備わっている，といった地域にいる人ほど主観的健康度は高く，死亡率が低いことが報告されている．このことから，社会的格差と健康の関係において，ソーシャルキャピタルは注目されている．

公衆衛生学者のカワチは健康への効果として，以下の4点をあげている．①地域社会の規範があると，望ましい健康行動をとりやすくなる，②健康に良い環境が増えると，健康度が高まり地域社会のつながりもできる，③地域社会に信頼感があると，心理的ストレスも減り，精神的健康度も高まる，④住民の地域参加も高いと，住民の満足のいく保健・医療関連の社会制度ができる．

近年，わが国では，核家族や独居高齢者が増加しており，全国的にソーシャルキャピタルが低くなっている傾向にある．そこで，健康施策でもソーシャルキャピタルの概念が取り入れられている．組織・ネットワークづくり

主観的健康度
健康診断等の結果で示される客観的な評価ではなく，本人が「健康である」といった感覚としての主観的評価のこと．

を意識しながら，栄養教育を進めることで，ソーシャルキャピタルの醸成に
つながる．

2.6 食環境づくりとの関連

2.6.1 健康づくりと食環境

栄養教育の最終目標は QOL（生活の質）の向上につながるような食生活
の実践にある．食生活はその人がどのような食行動をとるかにより確立され
る．食行動がより望ましいものになるためには適切な食態度，食の知識・技
術など個人的要因が影響する．しかしながら，個人の努力だけによって望ま
しい食行動，食生活を行うことには限界がある．

個人が取り組もうとしているその食行動が実践しやすい環境かどうかは，
食をともにする家族や友人といった身近な人間関係など社会的要因にも大き
く影響を受ける．また，人々に提供される食物が健康に配慮された良いもの
（新鮮なもの，栄養学的にバランスのとれたもの，無添加なものなど）であ
れば，口にする食物も自ずと良いものとなる．望ましい，適切な食物供給は
人々の食生活を望ましいものへと変化させる力をもつ．

私たちを取り巻く食環境の変化は生活環境の変化とも大きく関係してい
る．交通機関の発達や労働形態の変化が必然的に身体活量を低下させてい
る．一方でエネルギーを過剰に摂取しやすい食品（エネルギー密度が高い，
1食あたり，1回あたりの提供量が大きいなど）が市場にはあふれている．
さらに企業がそのような食品を消費者に選択させるような販売戦略を展開す
るようなことも多く見られる．

また，食品広告やメディアなどからの情報，食品購買時に得る情報なども
人々の食物選択に大きな影響を及ぼしている．

このような現状のもとで各自が自分の食生活上の問題点に気づき，主体的
に健康づくりに取り組み，QOL の向上を目指していくには健康に配慮した
食物（食物へのアクセス）と適切な情報（情報へのアクセス）が利用可能で
ある環境づくりが不可欠である．

食環境整備に関する法律としては健康増進法，食品表示法などがある．健
康増進法では特定給食施設の栄養管理について規定されている．食品表示法
は食品を摂取する際の安全性，一般消費者の自主的かつ合理的な食品選択の
機会を確保するために食品衛生法，JAS 法，健康増進法の食品の表示に関
する規定を統合し，食品の表示に関する包括的かつ一元化を図った．2015
（平成 27）年より施行されている．図 2.6.1 に健康づくりと食環境との関係
性について，図 2.6.2 に食環境整備に関する施策，資源，ツール，取り組み
の現状について示す．

望ましい，適切な食環境づくりには日頃から食生活に興味をもっている

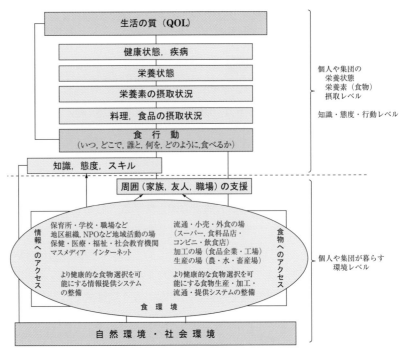

図2.6.1　健康づくりと食環境との関係

（「健康日本21（第二次）」栄養・食生活分野　付録1「栄養・食生活と健康，生活の質などの関係について」をもとに作成）

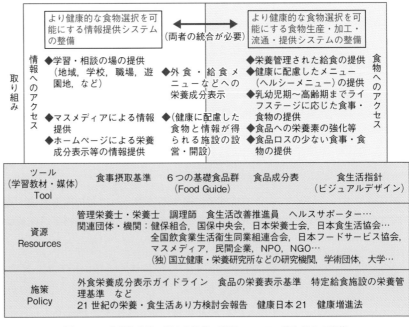

図2.6.2　食環境整備に関する施策，資源，ツール，取り組みの現状

人々（集団）のみならず，食生活を気にかけていない人々（集団）などすべての人を対象として幅広い層に働きかけることが可能な集団アプローチ（ポピュレーション・アプローチ）が必要であり，一次予防の点からも重要な栄養教育・指導となりうる．

● 2.6.2 食物のアクセス面での展開 ●

a. 食品生産・加工・流通における食環境づくり

食物の生産や加工段階から安全・安心で健康づくりに役立つ食物や食品を増やすことで健康的な食生活を送ることが可能となる．たとえば，食塩や添加物などの少ないハム・ソーセージなどの加工品が開発され，販売される．有機農法でつくられた野菜・果物が市場に出回ることで多くの人々は健康づくりに役立つ食品を手に入れることが可能となる．現在もノンオイルドレッシングやカルシウム強化食品，減塩の調味料など食品開発という形で多くの食環境づくりが積極的に行われている．**特定保健用食品**の登場もそうした動きの一つの現れである．

また，販売される食品のサイズ（ポーションサイズ）も重要であり，販売される（提供される）清涼飲料水のボトルの大きさ，スナックフードの袋の大きさなどで摂取量が大きく影響することはいうまでもない．最近ではポーションサイズを意識した食品（商品）の販売が見られるようになってきた．アメリカではこのような商品を利用した「ポーションコントロール」が話題となっている（図2.6.3）．

農業や水産業などに携わる生産者や食企業は消費者ニーズに敏感で，ニーズの高い食物の生産・開発に取り組んできている．健康的な食物への消費者ニーズを高めるためには個人や集団への栄養教育が必要である．したがって食環境づくりと栄養教育は重要なものであり，両者がバランスよく進められていくことが重要である．人々の健康的な食生活の実現のために，どのような食物を求めているかを知り，それを生産者や食品加工業者などに伝えてい

特定保健用食品
　からだの生理学的機能などに影響を与える保健機能成分を含む食品で，血圧，血中のコレステロールなどを正常に保つことを助けたり，おなかの調子を整えたりするのに役立つ，などの特定の保健の用途に資する旨を表示して販売される．特定保健用食品として販売するためには，製品ごとに食品の有効性や安全性について審査を受け，表示について国（消費者庁）の許可を受ける必要がある．特定保健用食品及び条件付き特定保健用食品には，許可マークが付されている．

ポーションコントロール
　ポーションサイズ（一食当たり，1回当たりの提供量）をコントロールすることによって，食べる量をコントロールすること．単純に量をコントロールすることだけでなく，どのような食材をどれくらい食べるかということも考慮されている．

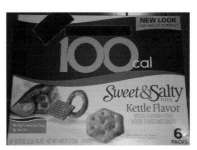

図2.6.3 ポーションサイズを意識した商品
スナック菓子が1袋あたり100 kcalになるようにパッキングされており，消費者はカロリーカウント（コントロール）しながら食べることができる．

くことで食環境を整えていくことが可能となる．そのためには市場に出回っている食物，商品をよく知り，適切な活用法を理解し，伝えていくことが栄養士としての重要な任務となる．

　安全で経済性に富んだ品質の良い食品がどのように生産・加工・流通経路を経て消費されているかについて知ることは重要である．日本では自分が欲しいときに欲しいものが入手でき，不自由のない食生活を営むことができる．全国各地で物質的に恵まれた食生活を送ることができるのは，生産・加工・流通システム全体の進化によって広域流通が可能になったためである．このことを可能にした1つに「コールドチェーン（低温管理流通システム）」のめざましい発達，発展によるものがある．また，食品の移動を把握する「食品のトレーサビリティー」により食の製造工程の透明化が図られている．このような仕組みを消費者が理解し，活用することでより健康づくりに役立つ食品を手にすることが可能となり，そのための栄養教育も不可欠である．

b. 販売における食環境づくり

　今日，多くの人々はスーパーマーケットや小売店などで食品を購入することで食物を入手する．食物の入手場所でどのような食品がどのくらい，どのように販売されているかによって毎日の食生活は大きく影響を受ける．人々の食物選択に影響する要因として以下の4つがあげられる．

　1. 販売されている食物の種類と量

　店頭に置かれている乳製品に低脂肪，除脂肪の製品がどのくらいあるか，肉・魚のどちらの品揃えがよいか．駅前のスーパーに減塩醤油が販売されていればそれを購入し，使用する人が増える可能性が高まる．

　2. 食物の販売単位

　野菜，肉類などいわゆる1パックどのくらいで売っているか．ポーションサイズが小さい野菜が多く販売されれば，少人数の家庭でも摂取する野菜の種類が増える可能性が高まる．販売されている清涼飲料水やお菓子類などが大きなサイズばかりであれば，購入者の消費量も自然と増加する．

　3. 売り場のレイアウト

　スーパーマーケットなどでは，買い物客のほとんどが来店後に購入商品を

食品のトレーサビリティー
　各事業者が食品を取り扱った際の記録を作成し，保存しておくことで，食中毒など健康に影響を与える事故などが発生した際に，問題のある食品がどこに行ったかを調べたり（追跡），どこからきたのかを調べたり（遡及）することができる（図2.6.4）．

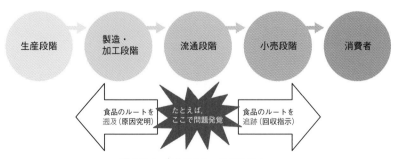

図2.6.4　食品のトレーサビリティー

決めるといわれている．はじめは買うつもりがなくても，商品を買い物客の目にとまりやすい場所に陳列し，つい欲しくなるような演出を施しておけば，購入する可能性が高まると考えられる．陳列棚の目立つ場所に置かれている商品はそれだけで購買数が増加する可能性が高い．逆に人目につきにくいところに置かれている商品は特定の人しか購入しない．ちなみに女性のゴールデンゾーン（もっとも手にとりやすい高さ）は0.6～1.5 mの範囲といわれる．レジ前に置かれている小さなお菓子をレジ待ちの間についカゴに入れてしまった経験がある人も多いはずである．

4. 商品，売り場に付随している情報

購買時の広告・情報提供（point of purchase advertising：POP）があることや，購買者にとってわかりやすく魅力的であることが購買数の増加につながる．また，POPでの情報提供は日頃，栄養教育の場にすすんで集まらない人々に対しての食や栄養に対する正しい情報，知識を提供する場にもなりうる．

どのような商品をどのような売り方でどのような情報とともにどのように提供するのが効果的であるかを栄養士が積極的にかかわることにより人々に望ましい食物選択能力，食物摂取を促すことが可能となる．最近では，食品購入の場を積極的な栄養教育の場として位置付け，親子料理教室や買い物体験ツアー（スーパーマーケット見学）などの食育活動を積極的に行っているスーパーマーケットが国内外に増加している．

c. 外食産業と栄養教育

外食の場における食環境づくりの2本柱は①提供される料理・食事の栄養成分表示を普及させる，②提供される料理・食事そのものを健康づくりの視点から望ましいものにする（ヘルシーメニューを提供する），である．両者を組みあわせて「健康づくり協力店事業」として取り組んでいる自治体が多い．外食の場における食環境づくりは積極的に行われているものの1つであるが，一般の人々の認知はまだ低い．外食のメニューにカロリーなどの利用成分表示があることは広く浸透しているが，ヘルシーメニューの認知度については発展途上である．ヘルシーメニューの具体的な展開としては，野菜

表2.6.1　ヘルシーメニューの基準（大阪府の場合）

メニュー分類	一人分のメニュー	総菜など単品メニュー（100 g中）
1．エネルギーひかえめ	670 kcal 以下	40 kcal 以下
2．脂質ひかえめ	17 g 以下	3 g 以下
3．塩分ひかえめ	3 g 未満	0.3 g 未満
4．カルシウムたっぷり	200 mg 以上	—
5．鉄分たっぷり	3 mg 以上	—
6．野菜たっぷり	120 g 以上	70 g 以上

表 2.6.2　自治体における飲食店の取り組み例

大阪府「うちのお店も健康づくり応援団の店」11,014 店舗（2014（平成 26）年 3 月末）	
北海道「栄養成分表示の店」3,759 店舗（2014（平成 26）年 3 月末（暫定件数））	
愛知県「食育推進協力店」2,589 店舗（2014（平成 26）年 3 月末）	
岐阜県「ぎふ食と健康応援店」1,290 店舗（2013（平成 25）年 3 月末）	
岡山県「栄養成分表示の店」1,043 店舗（2014（平成 26）年 3 月末）	

表 2.6.3　健康日本 21（第二次）食品中の食塩や脂肪の低減に取り組む食品企業および飲食店の登録数の増加

目標項目	食品中の食塩や脂肪の低減に取り組む食品企業および飲食店の登録数の増加
現状	食品企業登録数 14 社 飲食店登録数 17,284 店舗（2012（平成 24）年）
目標	食品企業登録数 100 社 飲食店登録数 30,000 店舗（2022 年度）
データソース	食品企業：食品中の食塩や脂肪の低減に取り組み，スマートライフプロジェクトに登録のあった企業数 飲 食 店：自治体からの報告 （エネルギーや塩分控えめ，野菜たっぷり・食物繊維たっぷりといったヘルシーメニューの提供に取り組む店舗数）

※　飲食店登録数には，ヘルシーメニューの提供を行っている店舗のみが含まれるため，自治体における「健康づくり応援団の店」や「栄養成分表示の店」などの数とは合致しない．

スマートライフプロジェクト

「健康寿命をのばしましょう．」をスローガンに，国民全体が人生の最後まで元気に健康で楽しく毎日が送れることを目標とした厚生労働省の国民運動である．運動，食生活，禁煙の 3 分野を中心に，具体的なアクションのよびかけを行っている．適度な運動（毎日プラス 10 分の運動），適切な食生活（毎日プラス 1 皿の野菜），禁煙（たばこの煙をなくす）を 3 つのアクションとしている．2014（平成 26）年度からは，これらのアクションのほか，健診・検診の受診を新たなテーマに加え，さらなる健康寿命の延伸を，プロジェクトに参画する企業・団体・自治体と協力・連携しながら推進している．2016 年 7 月現在での参加企業・団体メンバー数は 3,292 団体と報告されている．

たっぷりメニュー，塩分控えめメニューなどが見られる．これらについては国の統一基準はないため，各自治体で基準を策定しているのが現状である．協力店舗の登録や認証システムも各自治体で実施されており，ネーミングも地域性をいかしたユニークなものも見られる．たとえば，大阪では「うちのお店も健康づくり応援団の店」などである（表 2.6.2）．ステッカーなども作成され，該当する店舗の入り口などに貼り付け，取り組みをアピールしているお店も多い．

健康日本 21（第二次）では自治体から報告のあったヘルシーメニューの提供に取り組む飲食店数（2012（平成 24）年 5 月時点で 17,284 店）を 2022（平成 34）年度には登録点数を 30,000 店舗に近づけることを目標としている（表 2.6.3）．

各自治体では波及効果をより大きなものとしていくために，どのような店

舗でヘルシーメニューを実践することが効果的かを検証し，より効果の期待できる店舗での実践を促していくことが求められている．さらには食品企業や飲食店の数だけではなく，これらで提供されている食品や食事中の食塩量（濃度）や脂肪量などを指標としてモニタリングすることも必要である．

　「健康な食事・食環境」認証制度の概要：外食・中食・事業所給食で，スマートミールを継続的に，健康的な空間（栄養情報の提供や受動喫煙防止等に取り組んでいる環境）で提供している店舗や事業所を認証する制度である．複数の学協会からなる「健康な食事・食環境」コンソーシアムが認証を行っている．認証を受けた施設は，「健康な食事・食環境」のマーク（図2.6.5）を使ってメニューやPOP等で「スマートミール」を提供している店舗であることをアピールできる．2021年8月1日現在，認証事業者数は536事業者である．

d.　食物へのアクセスにかかわる人への栄養教育

　食物へのアクセスに関係している人々（食物の生産，加工，流通，外食の場で働いている人々）の多くは栄養や健康の専門家ではない．多くの企業，お店は利益優先の考え方をもとに消費者のニーズにあった食物（商品）の提供を行うことに努力が払われている．健康や栄養に関する重要性を理解していないわけではないが，それよりも味，価格，見た目といった要因が商品選択において重要視されるという現実がある．食物の生産者をはじめとする食物へのアクセスにかかわる人々が食と健康の大切さ，重要性を認識し健康づくりの視点で食物生産，食品・商品開発を行うことが望ましい．栄養士の役割としては一般の人々の栄養教育のみならず，食物へのアクセスにかかわる人々への栄養教育も重要であり，積極的に行っていくことが必要である．そうすることにより一般の人々に提供される食物，商品が健康的なものとなり，よりよい食環境づくりへとつながり，すべての人々が自分の健康を考えた食物を選択することができる．

● 2.6.3　情報のアクセス面での展開 ●

a.　情報へのアクセスと栄養教育

　食情報の提供システムにはマスコミュニケーション・マスメディア（テレビ，ラジオ，新聞，雑誌など），情報端末（スマートフォン，タブレットなど），広告（マスメディアによるもの，ポスター，ちらし，商品に付記されている情報，公共交通の中吊り広告など），学校・地域での学習の場，小売店（売り場での商品情報，POP），飲食店・給食の場（メニューでの栄養成分表示，卓上メモ）などがあげられる．

　マスメディア，広告は人々の行動に与える影響は大きく，情報を敏速に多数の人々に提供する手段としては有効である．しかし，間違った情報に惑わされることがないように法的整備も必要とされる．情報端末は新たなツール

として近年急速に利用が増加しているが個人が自ら必要な情報にアクセスする点では他のシステムとは異なる特徴を持ち，利用者の情報選択能力が重要となる．

b. パーソナルコミュニケーションと栄養教育

　家族，友人，知人などとのコミュニケーションも人々の栄養・食，健康に関する情報の入手経路の1つである．子どもの場合，言語を介したコミュニケーションだけでなく，食事をともにする，食事の手伝いをするなどで自然に知識や食べ方，マナーなどを習得していく．幼い子どもたちはとくに家族から，思春期では友人，社会人になると職場での人間関係から大きく影響を受ける．このように人間はライフステージによって影響を強く受ける相手が変化するが，日常の生活行動の1つである食生活はさまざまな関係性のなかで多くのコミュニケーションが行われる．すべての人々は毎日繰り返される食生活のなかで，各人の食生活観や食事に対する価値観などを形成し，それを他人に対して発信することができる．このようなことからも日常交わされているパーソナルコミュニケーション，情報は保健・医療などの専門家との間で交わされている，発信されているコミュニケーションに付け加え，またはそれ以上に重視される．しかし，日常交わされているパーソナルコミュニケーションのなかには勘違い，思い込み，誤った情報なども少なくない．管理栄養士・栄養士の役割は栄養学的に正しい情報を的確に，わかりやすく人々に提供することにある．しかし，すべての人々が必ずしも管理栄養士・栄養士などの専門家が情報を提供する場に参加するとは限らない．人々がもつパーソナルコミュニケーションを活用し，少しでも多く人々に適切で正しい食情報を共有してもらう方法としてコミュニティオーガニゼーション（2.2.7項参照）がある．

● 2.6.4　これからの食環境づくり ●

　健康づくりにおける栄養・食生活の重要性に加え，近年では食品の安全・安心，地域産物の活用など，国民の食生活への関心が高まるなか，食育の推進が大きな課題となっている．健康づくりの面から栄養・食生活に関する取り組みの1つとして国，地方公共団体，民間企業，ボランティアなどすべての関係者が食について考え，さまざまな取り組みに対して連携し，健康づくりのための栄養・食生活に関する食環境づくりが推進されることが重要である．そのなかでの管理栄養士・栄養士の役割が大きいことはいうまでもない．

　近年，所得格差などにより社会の一部の層に不健康につながる食物選択が多く，その結果，健康格差が拡大している．その影響は子どもにまで広がり，2012（平成24）年にはわが国の子どもの貧困率は16.3%と報告され，およそ6人に1人が貧困という現状が問題視されてきている．

　すべての人々が正しい知識，情報をもち，健康づくりに役立つ食品を選択

できる環境づくりを積極的に行っていくことがこれからの栄養教育における重要な課題の1つとなる.

「自然に健康になれる持続可能な食環境づくりの推進に向けた検討会」：持続可能な開発初目標（SDGs）の達成にも資するものとして，自然に健康になれる持続可能な食環境づくりの推進に向けた産学官等連携の在り方を検討するため，2021（令和3）年2月から全4回にわたり議論された．食環境づくりの方向性として，以下の2点が挙げられている.

・全世代や生涯の長きにわたり関係し得る重要な栄養課題として，「食塩の過剰摂取」に優先的に取り組みつつ，「若年女性のやせ」や「経済格差に伴う栄養格差」にも取り組む．併せて，「栄養・食生活」と「環境」の相互作用性を踏まえ，事業者が行う環境保全に資する取組にも焦点を当てる.

・健康関心度等の程度にかかわらず，誰もが自然に健康になれるよう，事業者による栄養面・環境面に配慮した食品（商品）* の開発，販促，広報活動等を，産学官等が連携して推進する.

* 当面の対象食品は，内食（家庭内調理）及び中食（持ち帰り弁当・惣菜等）.

参　考　文　献

厚生労働省：健康づくりのための食環境整備に関する検討会報告書，2004

厚生労働省：健康日本21（第二次）の推進に関する参考資料（5）①栄養・食生活，2012

厚生労働省：第8回日本人の長寿を支える「健康な食事」のあり方に関する検討会　参考資料（国内外の関連する取組の状況），2014

厚生労働省：平成22年国民健康・栄養調査結果，2012

武見ゆかり，赤松利恵編：管理栄養士養成過程におけるモデルコアカリキュラム準拠　第2巻　栄養教育論　理論と実践，医歯薬出版，2013

武見ゆかり：食環境整備とフードシステム学：望ましい食物選択の実現に向けて．フードシステム研究，**19**(2)，50-54，2012

中山玲子，宮崎由子編：栄養教育論　第5版（新食品・栄養科学シリーズ），化学同人，2016

逸見幾代，佐藤香苗編著：改訂　マスター栄養教育論，建帛社，2015

厚生労働省：「自然に健康になれる持続可能な食環境づくりの推進に向けた検討会」報告書，2021

「健康な食事・食環境」コンソーシアム：SMART Meal（スマートミール）「健康な食事・食環境」認証制度，2021

3. 栄養教育マネジメント

■到達目標（point）
①栄養教育のマネジメントシステムを理解し，全体像を説明できる
②適切な栄養アセスメント項目の理解と評価ができる

3.1 栄養教育マネジメントの概要

栄養教育マネジメントのゴールは対象者の栄養状態，健康状態を改善してQOL（生活の質）を向上させることである．栄養教育は，まず学習者の性，年齢，職業，健康状態の違いや個人か集団か，あるいは食事内容や運動などの健康行動に対する理解度，態度，意欲や行動変容のステージ（準備段階）に対する栄養アセスメントにより栄養状態を評価・判定し，P（plan：計画），D（do：実施），C（check：評価），A（act：修正・改善）から構成されるデミングサイクル（図3.5.1）によって実施される．

3.2 健康・食物摂取に影響を及ぼす要因のアセスメント

デミングサイクル
PDCAはもともと生産管理や品質管理などの管理業務を円滑に進めるための手法としてW・エドワーズ・デミング博士が提唱した考え方である．PDCAは「Plan・Do・Check・Act」のそれぞれの頭文字を並べた言葉である．Aからまた次のPに進む．このサイクルを「クルクルと回し継続的に改善していく」ことが大切だといわれている．

6W1H1B
いつ（when），どこで（where），誰が（who），誰に（whom），何を（what），どのような根拠に基づいて（why），どのような方法で

● 3.2.1 栄養アセスメントとは ●

栄養アセスメント（nutritional assessment）とは各種パラメータから得た主観的情報・客観的情報により，個人，ある特定集団の栄養状態を総合的に評価・判定することである．栄養アセスメントは栄養教育の教育計画を立てて実施するにあたり必要なプロセスとして位置付けられている．

a. アセスメント，計画，実施へのフィードバック

最終的な評価結果が当初の目標に到達しなかった場合は，もう一度，アセスメント，計画，実施の段階へフィードバックし，問題解決にむけて必要な課題を再度検討する．アセスメントにおいては，問題点に関連する要因の特定を見直すことが必要となる．計画においては，問題解決にむけた目標の設定に沿った教育計画であったのか，6W1H1Bの項目を見直し，改善点を見出す．実施においては，教材，人材，費用など適切であったかを見直す．

栄養アセスメントには個人に関する要因（個人要因）と環境に関する要因

（how），どのくらいの費用
で（budget），それを行う
のかということ．

（環境要因）の両面からアセスメントが必要である．対象者の健康の維持，
増進のためにどのような知識・態度・行動が必要か，その行動を取り巻く環
境はどのようなものであるかを探ることが大事である．

　栄養教育のためのアセスメントでは，個人・集団の健康・栄養問題を明ら
かにするだけでは不十分である．健康・栄養問題の背景にある対象者の行動
や態度，環境の特徴を明らかにし，栄養教育の目標設定やプログラム作成な
どで役に立つ項目を予測し，アセスメント項目に含めることも大切である．

● 3.2.2　個人要因のアセスメント ●

　個人要因のアセスメントには対象者の健康・栄養状態に関する項目，食事
の摂取状況に関する項目，食知識・スキルに関する項目，食態度・行動に関
する項目，ライフスタイルに関する項目，生活の質（QOL）に関する項目，
属性などがあげられる．表 3.2.1 に各項目例を示す．

a.　身体計測に関する項目

　身体の構成成分（体脂肪，骨格筋など），各組織における栄養素の貯蔵状態
を知ることができる．エネルギー，栄養状態の変化や体組成の評価に有用な
指標である．

　①身長・体重：対象の年齢に応じた体格指数（栄養指数）を算出し，エネ
　　ルギー，栄養状態や肥満の判定を行うことが多い（表 3.2.2）．体重の
　　変化は発育成長状態，過栄養，低栄養の評価や種々の病態に関する重要
　　な情報源となる．

　②体脂肪率：体脂肪率は体重に対する体脂肪の割合を示すものであり，肥
　　満の判定に用いられる．体脂肪量の測定にはいくつかの方法がある（体
　　脂肪の適正範囲）．

体脂肪の適正範囲
　男性で 15〜20％，女性
で 20〜25％であり男性で
は 25％以上，女性では
30％以上が肥満とされる．

表3.2.1　アセスメント項目（個人要因）

項目	例	方法
健康・栄養状態（身体計測）	身長，体重，体脂肪率，上腕周囲，皮下脂肪厚など	身体計測，インピーダンス法など
（臨床検査）	総たんぱく質，血清たんぱく質，血清脂質，ヘモグロビン濃度など	生理，生化学検査など
（臨床診査）	主訴，現病歴，既往歴，顔色など	臨床診査（問診，観察など）
食事の摂取状況	栄養素摂取量，食品群別摂取量，料理名，調理法など	食事記録法，24 時間思い出し法，食物摂取頻度調査法など
食知識・スキル	栄養表示内容の知識，調理技術など	食生活調査
食態度・行動	外食の頻度，欠食頻度，共食状況など	食生活調査
生活習慣（ライフスタイル）	喫煙習慣，睡眠時間，運動習慣など	生活習慣調査など
QOL	健康観，価値観，幸福度など	QOL 調査など
属性	年齢，性別，家族構成，収入など	プロフィールなど

（逸見幾代，佐藤香苗：改訂マスター栄養教育論，建帛社，2015 を改変）

表 3.2.2　栄養指標と判定基準

栄養指数	計算式	対象	判定基準	注意点
BMI	体重(kg)/身長(m)^2	成人	やせ：<18.5 普通：18.5≦〜<25 肥満1度：25≦〜<30 肥満2度：30≦〜<35 肥満3度：35≦〜<40 肥満4度：40≦〜	国際的指標として用いられる
カウプ指数	体重(kg)/身長(cm)^2×10^4	乳児 (生後3か月〜満2歳)	やせ：<15 普通：15≦〜<18 過体重：18≦〜<20 肥満：20≦〜	
ローレル指数	体重(kg)/身長(m)^3×10	学童	やせ：<100 普通：100≦〜<140 過体重：140≦〜<160 肥満：160≦〜	
ブローカ指数	(体重(kg)/身長(cm)−100)×100	成人	やせ：<90 普通：90≦〜<110 過体重：110≦〜<120 肥満：120≦〜	低身長者に厳しく，高身長者に甘いという欠点がある
肥満度	(実測体重(kg)−標準体重(kg))/標準体重(kg)×100 標準体重：身長(m)^2×22	成人	やせ：<−10 普通：−10≦〜<10 過体重：10≦〜<20 肥満：20≦〜	

皮脂厚の測定部位

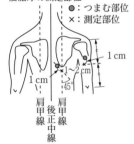

●：つまむ部位
×：測定部位

肩甲線　後正中線　肩甲線

（厚生省：健康の指標策定検討会報告書，1982）

(1) キャリパー法（**皮脂厚の測定部位**）　皮下脂肪測定装置（皮脂厚計，キャリパー）を使用し，測定部位（背部肩甲骨下端部，上腕三頭筋部）の皮下脂肪をつまみ，その厚みを測定することにより体脂肪率を推定する方法である．

(2) インピーダンス法（生体インピーダンス分析法，bioelectrical impedance analysis：BIA）　生体に微弱の電流を流し，その電気抵抗を測定することにより体脂肪率を推定する方法である．脂肪組織は水分をほとんど含まず電気伝導性がほとんどないのに対して，除脂肪組織は水分を多く含む電気伝導性が高いことを利用している．インピーダンスは体水分量の影響を受けやすいので測定時には注意が必要である．

③ ウエスト周囲径：男性 85 cm 以上，女性 90 cm 以上が内臓脂肪蓄積に注意すべき目安としている．

④ 除脂肪組織：上腕周囲長（arm circumference：AC）はたんぱく質とエネルギー欠乏の評価に用いることができる．上腕筋囲，上腕筋面積は全身の筋肉量や除脂肪組織（lean body mass：LBM）の推定に有用である．除脂肪組織が減少すると，内臓機能が低下したり，感染に対する抵抗力が減少したりする．

b. 臨床検査に関する項目

各組織や臓器の栄養状態，生理機能状態を表す．生体機能検査（心電図，呼吸機能など），検体検査（尿・血液検査など）がある（表3.2.3）．

c. 臨床診査に関する項目

対象者に直接面接して，視診，問診などを行う．主訴，現病歴，既往歴の

表 3.2.3 おもな血液生化学検査項目

糖検査	空腹時および随時血糖値 ヘモグロビン A1c インスリン 糖負荷試験 フルクトサミン	腎機能検査	血清尿素窒素 血清クレアチニン
		肝機能検査	アスパラギン酸アミノトランスフェラーゼ アラニンアミノトランスフェラーゼ γ-グルタミルトランスペプチターゼ アルカリホスファターゼ ビリルビン
脂質検査	血清総コレステロール LDL コレステロール HDL コレステロール トリグリセリド（中性脂肪） リポたんぱく質		
		膵機能	血清アミラーゼ 血清リパーゼ
たんぱく検査	総たんぱく質 血清アルブミン トランスフェリン プレアルブミン レチノール結合たんぱく質		

ほか，家族歴，生活歴，職業歴など健康阻害因子と関連していると思われる事項について調査し，自・他覚症状などを総合して評価する.

d. 食事摂取状況

（1）食品および栄養素摂取状況調査

対象者の栄養素摂取状況を判定し，評価する手段の1つである．食事調査にはさまざまな方法があり，いずれの方法にも長所，短所がある．どの方法を使用するのかは目的，対象者などに応じて考える必要がある．信頼性や精度の高い方法，調査票を用いることも重要であり，十分な妥当性の検討も必要である．また，食生活状況や食習慣を把握することも重要である．代表的な食事調査法は以下のとおりである（表 3.2.4）.

表 3.2.4 各食事調査法の特徴

調査方法	長所	短所	集団	個人
24 時間思い出し法	回答者の負担が少ない. 回答者に識字能力を必要としない. 調査による食行動の変化がない.	回答者の記憶に頼る. 1回のみの調査で日常の食事を把握するには適さない. 調査者の面接技術に影響を受ける.	○	△
食事記録法	厳密に行えば正確に食事量を把握することが可能である. 他の食事調査法の制度を評価する場合のゴールドスタンダードとなる.	回答者の負担が大きい. 回答者に識字能力が必要となる. 回答者が調査を意識し，食生活を変化させてしまう場合がある. 調査日数が少ない場合，日常的な摂取量を把握することは難しい.	○	○
食物摂取頻度調査法	回答者の負担が少ない. 習慣的な摂取状況を把握でき，日常的な情報が得られる. 思い出しによって，過去の食事情報を入手することができる.	回答者の記憶に頼る. すべての食品をリストアップできないため摂取量の定量の精度が落ちる.	○	○
陰膳法	食品そのものと成分表の値が有する誤差を解消でき，精度が高い. 他の食事調査法の精度を評価する場合のゴールドスタンダードとなる.	手間，費用，時間が多くかかる.	×	△

①24時間思い出し法：栄養士が面接調査をし，回答者が調査前日(24時間)に摂取した食事のメニュー，重量などを聞き取る方法である．

②食事記録法，秤量法：対象者が摂取した飲食物をすべて記録する（秤量し記録する）．国民健康・栄養調査で用いられている方法である．

③食物摂取頻度調査法：あらかじめ食品リストを質問票として用意しておき，対象者が特定期間中（たとえば1週間，1か月，1年間など）にそれらを食べた頻度，量などを調査する．対象者の負担が比較的少なく，日常の平均的な摂取量を把握することができる．しかし，すべての食品をリストアップできないため摂取量の定量の精度が落ちる．

④陰膳法：対象者の摂取した食事とまったく同じものをもう1食分用意し，化学分析から摂取量を推定する．厳密な値を出すことができるが，費用と手間がかかる．

(2)食知識・スキル，食行動・食態度

栄養教育を行ううえで対象者がどの程度の食知識，食に関するスキルをもっているか把握することも必要である．対象者自身も気づいていない食行動の特性，意識と実際の食行動との間の「ずれ」，食行動の受け止め方（認知）や考え方などを把握することも重要であり，行動変容の理論やモデルなどを取り入れるとよい．

e.　ライフスタイル

運動習慣，飲酒習慣など生活習慣を把握することも栄養教育を実施するうえで重要である．

f.　QOL

健康観，幸福度，生活の質などは対象者の食事，食生活を理解するうえで大変有用な情報となる．

g.　属性

栄養教育を行うにあたって，対象者の性別，年齢，家族構成などの基本情報を把握することを忘れてはいけない．

● 3.2.3　環境要因のアセスメント ●

環境要因のアセスメントには対象者の家族に関する項目，学校・職場に関する項目，地域に関する項目，自然・社会環境に関する項目などがあげられる．表3.2.5に各項目例を示す．

a.　周囲（家族・学校・職場）

家族内での食事に対する考え方などを調べることも重要である．

学校での学習環境，職場での労働環境なども，対象者の食生活に大きく影響を与える．

b.　食環境

食習慣や食行動は地域の社会環境の影響を受けることも多い．よって，食

表 3.2.5　アセスメント項目（環境要因）

項目	例
周囲（家族・学校・職場）	調理行動，世帯の食品購入行動，食に関する知識，労働環境，学習環境，食堂の有無，自動販売機の設置状況
食環境（情報へのアクセス）	市販食品，学食メニューの栄養成分表示，お店での情報提供，保健所，保健センターからの情報提供
食環境（食物へのアクセス）	食物の入手場所・方法，ヘルシーメニューの提供状況
自然・社会環境	季節，食料自給率

（逸見幾代，佐藤香苗：改訂マスター栄養教育論，建帛社，2015 を改変）

環境を調べることも重要である（詳細は 2.6 節参照）．

c. 自然・社会環境

　生活をしている場所の食料自給率や季節なども対象者の食生活に影響を与える．

● 3.2.4　アセスメント結果の整理，優先課題の特定 ●

　対象者個人の健康・栄養問題ならびに生活の特徴に基づいた課題（個人要因）と地域，生活の場（学校や職場）の特徴に基づいた課題（環境要因）を抽出する．それらの関係性が確認できるように全体を整理する．その際，プリシード・プロシードモデルや「健康日本 21（第二次）」の栄養・食生活の枠組みなどの既存の理論やモデルを活用するとわかりやすい（図 3.2.1）．

　これらのモデルを活用し，アセスメント項目を位置付けると，QOL，健康・栄養状態の項目は最終的な結果となり，その要因として，食物摂取状況，食行動，ライフスタイル，態度・知識・スキルの項目などがあげられ，さらにそれらに影響を及ぼす家庭内外の状況，社会・自然環境の項目につな

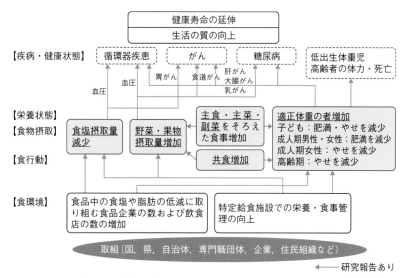

図 3.2.1　健康日本 21（第二次）におけるさまざまな疾患と栄養・食生活の目標の関連

がっていくことが理解できる.

　これらの項目の関係性を踏まえ，栄養教育による行動変容を目指す課題として，重要性が高く，改善の可能性が高い課題を抽出する．個人の場合は最終的には対象者自身が意思決定をし，優先順位を決めることが望ましい．集団の場合は，できる限り集団の代表的意思が反映されるようにどの要因，どの行動を取り上げるかを決定していく．優先順位をつける際，次の視点で考えるとわかりやすい.

①危険度，重篤度が高いものはどれか.

②そのなかで早い改善が要求されている課題は何か.

③その課題に影響を及ぼしていると思われる栄養・食生活の問題は何か.

④根本的な問題は何か.

● 3.2.5　情報収集の方法 ●

　情報の収集にはいくつかの方法がある．なお，情報収集には本人（本人が難しい場合は保護者や代理人）の同意（許可）が必要であり，得られた情報は漏洩しないように取り扱いに十分に注意する.

a. 実測法

　臨床検査や食事調査など調査をして情報を客観的に測定する方法である．個人内誤差（測定者の測定精度に関する安定度の誤差，対象者の測定時の状態の違いなど）と，個人間誤差（測定者同士の測定技術の差や対象者間での状態の違いなど）を考慮する必要がある.

b. 観察法

　対象者の行動を観察して評価する方法である．観察者の主観が入る場合や対象者が観察されていることを意識して，普段と違う行動をする可能性がある.

c. 面接法

　食事摂取状況や食習慣を含む生活習慣，生活の質・価値観（QOL）などについて面接によって聞き取る方法である．対象者の状況を詳細にとらえることができるという利点はあるが，調査者の主観や偏見が入りやすいという欠点もある．また，集団で行う方法もあり同じような背景をもったグループで聞きたいことや話したいことを徹底的に話してもらい，その内容を記録し，分析する方法（フォーカスグループインタビュー法）などもある.

d. 質問票法

　調査票を用いて調査する方法である．方法としては自記式（対象者が直接記入する方法），他記式（調査者が聞き取りをして記入する方法）がある．また，自記式には郵送法，電話調査法，留置法（調査票を配付し，対象者に記入を依頼，後日回収する方法）などがある．質問形式は①プリコード形式（質問に対する回答をあらかじめいくつか想定しておきそれぞれの回答を数

字などで暗号化しておく形式），②自由回答法（回答をそのまま回答欄に自由に記入してもらう方法）に分けられる．

e. 既存資料の活用

　対象者の実態を把握するには自らが調査を実施するとともに既存資料を収集して対象者の置かれている背景をとらえることが重要である．既存資料としては政府機関，地方公共団体などの刊行物，図書，雑誌などに掲載されている文献などがある．

参 考 文 献

厚生労働省：健康日本 21（第二次）の推進に関する参考資料（5）①栄養・食生活，2012

武見ゆかり，赤松利恵編：管理栄養士養成過程におけるモデルコアカリキュラム準拠　第 2 巻　栄養教育論　理論と実践，医歯薬出版，2013

中山玲子，宮崎由子編：栄養教育論 第 5 版（新食品・栄養科学シリーズ），化学同人，2016

日本栄養改善学会監修：食事調査マニュアル，南山堂，2005

逸見幾代，佐藤香苗編著：改訂 マスター栄養教育論，建帛社，2015

リチャード・セイラー，キャス・サンスティーン著，遠藤真美訳：実践行動経済学—健康，富，幸福への聡明な選択，日経 BP，2009

真壁昭夫：知識ゼロでも今すぐ使える！ 行動経済学見るだけノート，宝島社，2018

3.3 栄養教育の目標設定

▨到達目標（point）
①アセスメントの結果を整理でき，優先課題の特定ができる
②目標の種類とその関係性を理解する
③目標設定の手順を理解する

● 3.3.1 目標の設定の意義と方法 ●

　アセスメントによって明らかになった課題を分析し，目標を設定する．栄養教育において目標を設定することは，対象者自らが行動変容を始める契機となり，またその目標が実行できれば対象者は達成感を味わえるという意義がある．しかし「元気になる」といったような漠然とした目標では，本当に変容したかどうかを正しく評価することはできない．目標は，具体的に評価できるように数値として測定できるものを設定する．

　栄養教育の目標を設定する際は，アセスメントから抽出された課題に対し，早急に解決が求められるものであるか，対象者のニーズが高いものであるかなどを検討する．また，課題は 1 つとは限らないことが多く，いくつか絡みあっていることもあり，どの課題が緊急な改善が必要かを見極めて優先順位を決定することも重要である．

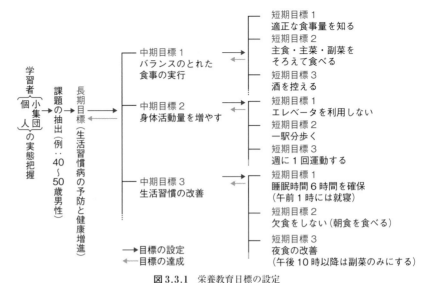

図 3.3.1　栄養教育目標の設定
（管理栄養士国家試験教科研究会：栄養教育論，第一出版，2007 を一部改変）

優先順位を決定する要因としては

①早急に解決が必要と判断されるもの

②対象者が実践しやすいもの

③測定可能であるもの

④対象者に経済的，労力的な負担が少ないもの

⑤対象者のニーズが高いもの

⑥教育効果ができるだけ早く現れやすいもの

⑦関係機関の協力が得られやすいもの

などが考えられ，これらの条件を考慮することが重要である．栄養教育の目標例を（図 3.3.1）に示す．

● 3.3.2　目標の種類 ●

　目標は，その達成期間の違いから，長期目標（goal）・中期目標（ general instructive objectives：GIO）・短期目標（specific behavioral objectives：SBO）に分けられる場合と，観点的に分類した実施目標・学習目標・行動目標・環境目標・結果（アウトカム）目標などがある．

● 3.3.3　長期目標，中期目標，短期目標 ●

1）長期目標

　栄養教育プログラムを設定する場合，最初にプログラムの最終目標である長期目標を設定する．期間としては，1〜数年（3 年程度）にわたって設定される．長期間かけて達成していくため，健康状態の改善・維持・増進，QOL の向上など比較的高い目標を設定する．この期間中には，一定期間ご

とに評価を行い，計画を見直し，修正を検討する必要がある．

2）中期目標

長期目標の次に，長期目標の達成につなげる中期目標を設定する．中期目標は，数〜6か月程度にわたって実施し，到達する複数の目標である．たとえば，疾病の発症率を下げるためにリスクファクターとなる身体計測値や臨床検査値の値を改善することなどがこれに相当する．これらは，数か月の栄養教育，食生活によって改善する可能性があるため，中期目標となる．

3）短期目標

短期目標は，数週間から1か月，長くても約3か月以内の期間とし，栄養，食生活，運動などに関する達成しやすい具体的な行動を設定する．数値化できることが望ましく，結果（アウトカム）目標達成を目指した段階的な複数の目標となる．また，態度やスキルだけではなく，暗記し，理解し，応用するなどの知識の領域の行動も含まれる．わずかな目標であっても短期間で達成させることで学習者に自信をもたせることを重視する．短期目標から一歩ずつ達成し，その段階的に積み重ねていくことが，中期目標，長期目標の達成を可能にする．

達成期間で設定する目標は，長期目標→中期目標→短期目標の順に設定するが，目標の達成は，短期目標→中期目標→長期目標の順となる．

● 3.3.4　実施目標・学習目標・行動目標・環境目標・結果（アウトカム）目標 ●

1）実施目標

学習・環境目標を達成させるために必要な実施に際しての目標である．たとえば，栄養教育プログラムの実施回数，場の設定，対象者への連絡方法（広報の方法），参加・継続者数，介入や教育プログラムの構成要素（時間，コスト，マンパワー，教材など）など，実施内容にかかわることについて目標を立てる．その際には，これらの目標に対する参加者の満足度・判定も含む．

2）学習（教育）目標

行動目標の達成に必要な知識・態度・スキルについての目標である．一般的に，学習者が健康的な食生活を営むにあたって欠かせないことは，まず，栄養・食品・調理に関する基礎知識をもつことである．次に，それらの知識により，日々の食事管理の重要性に気づき，食品購入や調理，食後の片付けができるという基本的な態度の形成，スキルをもつことである．たとえば「メタボリックシンドロームのリスクを低減する」という長期目標があれば，「ウエスト周囲長を減じることの有益性を知る」（知識），「食習慣を見直し，朝食を摂る．ウォーキングをする意欲をもつ」（態度），「低エネルギーかつバランスのよい食事を用意できる」（スキル），などが学習目標となる．

①知識の理解と定着を図るための目標

栄養教育の実施にあたっては，学習者が健康・栄養知識を理解し，解

表 3.3.1　学習者が理解すべき栄養・食知識の例

健康・栄養知識の例	食行動・食生活知識の例
・栄養素の働きとそれらを多く含む食品 ・望ましい栄養素摂取量と食品構成 ・エネルギーおよび栄養素摂取の過不足の健康 　への影響 ・運動，生活活動と食生活	・生活習慣病と食習慣 ・（1 日 3 食の）規則正しい食生活 ・主食，主菜，副菜の組合せ ・食事リズムと生活リズムの関連性および健康 　への影響

（丸山他編：健康・栄養科学シリーズ 栄養教育論，p.125，南江堂，2015）

　釈したうえで，日常の食行動実践にいかすことができるよう，表 3.3.1 のような基本的な健康・栄養知識ならびに食行動・食生活に関する知識の理解と定着を図ることが学習の第一歩となる．

②態度の形成を目指した目標

　知識の理解から解釈が進むと，「食行動・食生活に対する望ましい態度形成」へと進み，健康的な食行動への動機付けがなされる．断片的な知識伝達ではなく，系統立てた知識提供を行うことにより対象者の理解が深まり，解釈を促すことが可能となる．主体的に意欲をもって課題解決に取り組もうとする態度の形成を促す支援をする．

③スキル習得のための目標

　動機付けができても，行動に直結する食関連スキルの獲得がなされていなければ，食行動へと発展しない．実際の食行動に欠かせない食関連スキルとして，食品選択スキル，調理スキル，食費管理スキル，楽しく食べるスキルなどがあげられる．これらのスキルは，日常の食生活において人の行動から見習うことが多くある．周囲の人たちの食行動は，食関連スキルのレベルを高めるためにも重要な因子になる．そのため，栄養教育者は広く，一般の人たちが必要とする情報を入手し活用できるよう，正しい情報を取捨選択し，迅速に提供できるシステムをもっていることも要求される．たとえば，旬の食材を使ったレシピ情報を公開するなど，学習者が適切に活用できるよう支援，アドバイスをすることで，スキル獲得の目標達成を図ることができる．

3）行動目標

行動目標とは，知識の理解，解釈を経て，行動変容または新たな行動に取り組もうとする態度形成を高めたうえで，行動に必要なスキル習得から行動の定着（行動変容）へと進めていく重要なステップにあたる．すなわち，実際の生活場面を想定し，「これならできそう」という学習者の主体的な意欲と自己効力感を伴うことのできる行動目標の設定に導くことが重要である．行動目標は具体的に「何を，どのくらい，いつまでに」達成できればよいのかを設定する．たとえば，「1 日に 3 食を摂る」，「汁物は 1 日 1 杯に限る」，「1 日 20 分間ウォーキングをする」，「体重および血圧を測り記録をとる」，「毎日 60 分歩く習慣を身につける」などである（運動基準・運動指針の改定

行動目標
　達成しやすいようにステップを細かく設定する（スモールステップ法）．

に関する検討会，2013）．勘や経験に頼るのではなく，論文などの科学的な
エビデンスに基づいて設定する（Green, 2005）．

4）環境目標

身の回りの食環境やその他の生活環境，生活する社会環境，空気や水，気
候，地理地形などの自然環境は，私たちの健康状態に大きな影響を及ぼす．
よって，健康行動の形成・維持には，周囲の人々の知識や行動に加え，身近
な生活環境，社会環境を望ましい状況にすることも重要となる．つまり，環
境目標とは，健康行動の形成・維持を支援する周囲の環境を整備し，発展さ
せる目標である．たとえば，肥満者が適正な食行動を続けられるように，ヘ
ルシーメニューのあるレストランの数を増やす，肥満と健康について話しあ
えるセルフヘルプグループの数を増やす，などの地域ぐるみの支援となる環
境目標を設定するケースもある．このように栄養教育においては，学習者自
身が対処できる身近な食環境に加え，教育関係者や組織が対処する地域，社
会環境など，規模の大きい環境目標を設定する栄養教育計画を立てることも
重要である．

5）結果（アウトカム）目標

結果（アウトカム）目標とは，教育成果についての目標であり，学習者が
行動を変化させ，最終的に健康の改善や QOL の向上などを達成するための
目標である．この目標は最終評価の対象となるため，測定可能な結果で数値
化が可能なことや明瞭な評価方法を定めておく必要がある．たとえば，「ウ
エスト周囲長を 85 cm 未満に減じる」，「HbA1c の値を 0.5% 低くする」な
どである．QOL の評価には，数多くの質問紙法や調査方法が用いられてい
る（Ferrans, 1996；Ware, 2001）．

なお，実際には，最終目標である「①結果目標」→「②行動目標」→「③
学習目標」および「④環境目標」→「⑤実施目標」の順に設定する．

目標は評価と対になっている（表 3.3.2）．したがって目標を設定する際，
評価指標も同時に決めておく．目標がアセスメントの結果に基づいていれ
ば，評価指標は自ずと，アセスメントで用いた項目が評価指標となる．

目標を設定する際には，面接やカウンセリングにより対象者の意思や考え
に十分に耳を傾けるようにする．対象者が設定できないような場合は，目標
の具体例をいろいろと見せるのもよい．

環境目標
対象集団がよく利用する外食店などを含む地域の食環境との連携を視野に入れた，地域の食環境目標を設定するケースでは，地域の保健センターが飲食店や食料品店と共同で，健康的なメニューや食品提供のできる方策を検討し，実施するという地域ぐるみの支援へと発展させていくとよい．

表 3.3.2　目標と評価の種類

目標の種類	実施目標	環境目標	学習目標	行動目標	結果（アウトカム）目標
評価の種類	経過（プロセス評価）	影響評価	影響評価	影響評価	結果（アウトカム）評価

（赤松利恵編：行動変容を成功させるプロになる 栄養教育スキルアップブック，化学同人，2009, p.9 より改変）

参 考 文 献

赤松利恵編：行動変容を成功させるプロになる 栄養教育スキルアップブック，化学同人，2009

管理栄養士国家試験教科委員会：栄養教育論，第一出版，2007

厚生労働省：健康日本 21（第二次）の推進に関する参考資料，2012

運動基準・運動指針の改定に関する検討会：健康づくりのための身体活動基準2013，厚生労働省，2013

Green, L. W., Kreuter, M. W. 著，神馬征峰訳：実践ヘルスプロモーション——PRECEDE-PROCEED モデルによる企画と評価，医学書院，2005

Ferrans, C. E.：Development of a conceptual model of quality of life. *Sch. Inq. Nurs. Pract.*, **10**(3), 293-304, 1996

Ware, J. E., Kosinski, M.：Interpreting SF-36 summary health measures：a response. *Qual. Life Res.*, **10**(5), 405-413；discussion 415-420, 2001

3.4 栄養教育計画立案

■到達目標（point）
①栄養教育を実施するために求められるコミュニケーション能力やプレゼンテーション技術について学ぶ
②栄養教育で活用することができる教材や媒体の特徴を学ぶ
③栄養教育マネジメントを効果的かつ効率的に進めるための学習形態を学ぶ

● 3.4.1 学習者の決定 ●

　栄養教育はすべてのライフステージで一次，二次，三次予防を目的として実施される．健康の維持・増進や生活習慣病の予防を目的としたスクリーニングを実施し，健康リスクがある個人や集団を学習者に決定する．学習者が幼児や児童，生徒のように生活を自分の意思で変えることが困難である場合は，保護者や養育者と本人が学習者となる．つまり，栄養教育の対象者は，学習者本人だけでなく，その家族(保護者や調理担当者など)，学校・職場・施設などの関係者など，本人を取り巻く人たちも対象となる．

　2008（平成 20）年から生活習慣病の発症・重症化予防のために開始された特定健康診査・特定保健指導においては，40 歳以上の被保険者と被扶養者を対象にし，検診結果と質問票結果より「情報提供」「動機付け支援」「積極的支援」の 3 つの階層に分類している．これにより，対象者の健康問題に適した栄養教育を展開することが可能である．

● 3.4.2 期間・時期・頻度・時間の設定 ●

a. 期間・時期・頻度

　栄養教育を実施する最終目標や内容によって，栄養教育を実施する期間は

異なる．複数回の継続教育を実施する際は，1〜3か月（短期），6か月（中期），1年（長期）の期間で計画を立案することが多い．栄養教育実施時期や頻度（回数）については，ターゲットとする学習者のライフスタイル（就学・勤労）状況や，学習者が参加しやすい時期（季節）か考慮する必要がある．

b. 時間

学習者によって教育時間は異なるが，1回の学習時間の目安としては，個別教育では20〜30分程度とする．アセスメントや目標設定などに時間を要する初回は20〜30分程度を目安とする．集団教育では40〜60分程度である．集団教育を小学校や中学校，高校などの授業時間中に行う場合は40〜50分程度，学校給食の場で行う場合は5〜15分程度を目安とする．また，特定健康診査・特定保健指導における栄養教育は，個別支援であれば20分以上，小集団(8名以下)で行う場合は，80分以上行わなければならない．

● 3.4.3　場所の選択と設定　●

栄養教育を実施する場所は，学習者のライフスタイルやライフステージなどの属性・特徴，人数，学習内容・方法・形態，費用などを考慮し，設定する必要がある．栄養教育が行われるおもな場，施設，会場およびおもな対象者を表3.4.1に示す．学習者の身近にあり，参加しやすい場所を選択する．場所を選定する前に，会場のスペースや会場設備，アクセスのしやすさなどについても検討する必要がある．

個別教育を行う場合は，プライバシー保護や騒音に配慮し会場を設定する．

● 3.4.4　実施者の決定とトレーニング　●

a. 実施者の決定

栄養に関する問題をもつ学習者に対しての教育は，管理栄養士や栄養士が中心となって行う．ただし，教育内容や方法によっては，医師，歯科医師，看護師，保健師，薬剤師，検査技師，歯科衛生士などの他職種と連携する．

表3.4.1　栄養教育を行う施設と会場，対象者

場	施　設	会　場	対　象
地域保健	保健所，保健センター，公民館，コミュニティスペース	会議室，栄養指導室，調理室，ホール，商業ビルの催し会場，スーパーマーケット　など	地域住民
産業保健	産業保健総合支援センター，事業所	会議室，食堂，医務室　など	勤労者
医療病院	病院，診療所	栄養指導室，待合所　など	傷病者
教育施設	保育所，幼稚園，小・中・高校，大学	教室，ランチルーム，保健室　など	幼児，児童，生徒，学生，保護者，教職員
福祉施設	児童福祉施設（保育所，乳児院など），老人福祉施設	遊戯室，ランチルーム，保健室，デイルーム　など	通園（所）者，入所者，療養者，保護者，職員
介護	介護老人福祉施設，介護老人保健施設	ランチルーム，デイルーム　など	高齢者，要介護認定者，職員

b. 実施者のトレーニング

　栄養教育実施者は，学習者の現状を適切にアセスメントし，計画立案，実施，評価するという，栄養ケアマネジメント実施能力を身につける必要がある．栄養ケアマネジメントを適切に行うためには，さまざまな能力が必要とされる．たとえば，栄養アセスメントを行うための情報収集能力や処理能力，栄養計画立案のための企画力，学習者とコミュニケーションをとるための対人関係力や会話力，コーディネーターとして栄養教育実施のための関係各所間との連絡調整力などがあげられる．また，食品学や栄養学，調理学などの専門的な知識がその時点で最新かつ科学的根拠に基づいた情報でなければならない．これらの能力を習得するためには，最新の専門雑誌・書物を読むことや，組織内外で開催されている研修会や講習会などに積極的に参加し，熟練者による指導やトレーニングを受け，知識および教育技法を向上させる努力をせねばならない．

　(1)話し方

　栄養教育では，個別教育，集団教育ともに話す能力が重要となる．栄養教育実施者は普段から話すトレーニングを行い，適切な話し方ができるように備えておかねばならない．また，教育内容に即した内容をわかりやすく伝える必要がある．

　個別教育では，学習者と適切なコミュニケーションをとりながら話すことが重要である(表3.4.2)．集団教育では，小集団から大集団の人前で決められた時間内に筋道を立て，学習者が理解しやすいような話し方をする能力が必要である．

コミュニケーション
　言語はラテン語の「communicare（共通のものを分かちあう）」であり，人と人の間における意思，感情，思考，メッセージなどの伝達を言葉，身ぶり，文字，映像などを通じて行うことである．

表3.4.2　会話・コミュニケーション

1 相手の人権・人格を尊重する
2 相手の生活習慣を尊重する
3 自分の意見を先にいわない
4 相手の評価・批判はしない
5 考えを押しつけない，誘導しない
6 「がんばってね」は禁句
7 話の内容につきあってあげる
8 介護者とヒソヒソ話をしない
9 相手のものを使用する場合は了解を得る
10 相手のプライバシーや秘密をもらさない

　(2)コミュニケーション技術

　栄養教育は，学習者が自身の食生活を望ましいものへ行動変容させるサポートを教育者が行うことであるが，一方向の情報の伝達では達成しがたいため，栄養教育実施者は学習者とよいコミュニケーションをとる必要がある．そのためには，まず学習者の話を「聴く(listen，耳を傾けてきく)」ことから始める．「聞く(hear，きこえてくる)」(2.3.3項参照)こととは異なることを理解する．したがって，栄養教育を円滑に行うためには，栄養教育

実施者は学習者の言葉に傾聴し，言語的コミュニケーションや非言語的コミュニケーションを通して学習者を深く理解し，信頼関係を築かなければならない．

①言語コミュニケーション

話し言葉を用いてコミュニケーションをとることを言語コミュニケーションという．言語コミュニケーションを行う場合は，言葉の意味を適切に使用し，学習者に誤解が生じないように留意しなくてはならない．また，電話のように学習者と面談せず，言葉だけでのコミュニケーションでは，学習者の感情を理解し，信頼関係を築くのは困難である．このように，言語コミュニケーションのみでは限界があることを理解せねばならない．

②非言語コミュニケーション

声の特徴や表情，視線，しぐさ，学習者との距離など，話し言葉以外を用いたコミュニケーションを非言語コミュニケーションという．言語コミュニケーションを補完するのにも有効な方法である．また，栄養教育実施者は，非言語コミュニケーションがもつ意味を知り，効果的に使用していかねばならない（表3.4.3）．

(3)プレゼンテーション技術

栄養教育は指導内容をビジュアル的（映像）にするなど，相手の視覚や聴覚などの感覚を利用して，限られた時間内で対象となる学習者にわかりやすく効果的に内容の理解が得られるようにする必要がある．プレゼンテーションの内容によっては，単なる発表，報告に終わってしまい，学習者の理解を得られないことがある．プレゼンテーションを成功させるためには，十分な事前準備を行うことが大切である．プレゼンテーションの準備を行う際は，

プレゼンテーション
一般的に，企画の提案や商品などの説明を，資料を用いて行うことをプレゼンテーションという．栄養教育では，学習者に対して健康や栄養情報を提示し，理解を深め，行動変容を促す行為を指す．

表3.4.3 非言語コミュニケーションの例

姿勢	身体を硬直させる 身体をゆったりさせる 身体を前かがみにする 身体を前にのりだす 身体を後ろにのけぞる 肩をおとす 脚を組む	口もと	にっこり笑う 唇をかむ 舌で唇をなめまわす 舌を出す 歯を食いしばる 口をあけている
目	涙ぐむ 大きく開く 目をつむる 目を瞬きさせる にらみつける	表情	顔をしかめる 眉間に皺を寄せる 無表情 生き生きとした表情 取り乱す 口をしぼめる
視線	相手の顔をまっすぐに見る 相手から視線をそらす 相手の顔をちらりちらりと見る	その他	頬を膨らませる 顔を赤らめる 汗をかく 青ざめる 話し方が速い 話し方がゆっくり かん高い声 ささやくような小さい声 清潔な服装 だらしない服装 けばけばしい服装
動作	貧乏ゆすりをする 指で椅子の肘がけや机を軽くトントン叩く 爪先で床をコツコツ蹴る もみ手をする うなずく 頭を横に振る 相手を指で指す 髪を触る		

表3.4.4　栄養教育におけるプレゼンテーションの注意事項

事前準備	・学習者を分析する 　　学習者数，男女の割合，年齢，ニーズ，知識の程度，理解力などの把握 ・会場設備を確認する 　　視聴覚設備などの確認
内容	・教育目標に沿った内容であるか確認する ・学習者にとって有用な情報を伝えられているか確認する ・起承転結にまとめられているか確認する ・文字の大きさ，色，図表が適切であるか確認する ・専門用語，略語を用いていないか確認する ・プレゼンテーションの最後に，学習のまとめを行っているか確認する ・定められた時間内に収まる内容であるか必ず予行演習を行う
話し方	・学習の目標，内容の概要を説明する ・声の大きさを学習者全員に聞こえるように調節する ・プレゼンテーション中は，原稿を読まず自分の言葉で説明できるように留意する ・ジェスチャーや表情などを効果的に取り入れる ・プレゼンテーションのテンポを速すぎず遅すぎないように注意する ・適切な言葉遣いをするように気をつける
教材	・配付物や提示物は，学習者にとって見やすく理解しやすいものであるか検討する ・教材の提示方法は適切であるか検討する

5W1H
「Who=誰が（教育者）」
「Whom=誰に（学習者）」
「What=何を（教育・指導内容）」「When=いつ（日時）」
「Why=何故（理由・動機付け）」「How=どのように（方法）」

5W1Hを念頭に構成を考えるとよい．栄養教育におけるプレゼンテーションの注意事項を表3.4.4に示す．

● 3.4.5　教材の選択と作成 ●

「教材」とは，ある教育目標を実現するために，教育者が与える学習課題を学習者が習得できるように必要に従い用意される材料である．たとえば，栄養教育教材の例には，①日本食品標準成分表，②食事摂取基準，③食品群（6つの基礎食品群，3色食品群，糖尿病食事療養法のための食品交換表，腎臓病食品交換表），④食事バランスガイド，⑤栄養表示，⑥食生活指針などがあげられる．これらについて，教育者は内容や使用方法について十分に理解しておくことが必要である．

「媒体」とは，教育目標や内容を正しく，わかりやすく学習者に伝達するための補充手段となるものであり，文字や音声（聴覚），映像などを指している．媒体は学習者にとって興味や関心をひくものでなくてはならず，学習者が行動変容への動機付けを高めるツールとなる．

学習者と教育目標にあわせて教材や媒体を選択することが重要である．これらを組みあわせて用いることで，学習者の食習慣改善についての関心を高め，内容理解と改善行動へ結びつきやすくなり，教育効果の向上を図ることができる．よって学習者のレベルに応じた教材・媒体の選択と，用いる頻度や場への考慮が必要となる．そのためには，それぞれの教材や媒体の特徴を十分に把握しておくことも効果的な利用のためには欠かせない．

a.　教材・媒体の利用

教材や媒体を選択する際には，教育する側の条件（教育目的，教育内容など），学習者の条件（属性（性や年齢），人数，教育レベル，学習意欲など）に配慮する必要がある．

＼豊富なエビデンスから栄養と疾病の関係を解説する／

シリーズ〈栄養と疾病の科学〉

シリーズ編集：植木浩二郎・高田 明和

シリーズ
全3巻
完結!!

シリーズ〈栄養と疾病の科学〉3

植木浩二郎［編集］

糖尿病と食

朝倉書店

高田明和［編集］

シリーズ〈栄養と疾病の科学〉1

摂食と健康の科学

明和［編集］

シリーズ〈栄養と疾病の科

血栓症と食

❶ 摂食と健康の科学

❷ 血栓症と食

❸ 糖尿病と食

朝倉書店

シリーズ〈栄養と疾病の科学〉3

シリーズ〈栄養と疾病の科学〉3

糖尿病と食 新刊

編集：植木浩二郎
（国立高度専門医療研究センター／国立国際医療研究センター）

豊富なエビデンスから
両者の関係を解説。

A5判／276頁
ISBN：978-4-254-36187-2
定価 4,950円（本体4,500円）

2021年10月刊行

朝倉書店

表3.4.5 おもな媒体と教材の種類

分類	種類	特徴・留意点
情報提示媒体	黒板，ホワイトボード	・文字を書くだけでなく，図表を多用したり，筆記用具の色を使い分けるなど，わかりやすくする． ・マグネットで模型を提示することも可能である．
印刷媒体	テキスト	・新聞，雑誌，書籍(教科書，食品成分表など)など． ・自己学習に適している．
	パンフレット	・簡単にとじた8ページ程度以上の小冊子のこと． ・平易な文章で図表，写真，絵などを多用し，伝えたいものを簡潔にまとめる．
	リーフレット	・1枚で折りたためる程度のもの． ・要点だけが記載されるため，短時間で読め，理解しやすい．
	記録表	・学習者が記録，記入することにより，自発的に学習するきっかけとし，なおかつセルフモニタリングが可能である．
	カード	・文字，数字，絵，写真などを厚紙に印刷したもの． ・繰り返し提示する場合や，ゲーム(かるたなど)などに用いる．
映像媒体 ：動画情報提示媒体	映画	・動画は動きと物語性を盛り込むことで，臨場感を与え，理解しやすい．
	テレビ	・多人数の集団に対して，視覚的に情報を伝達する際に有用である．
	VTR	・繰り返し再生できる．
	ビデオ，DVD，CD-ROM	・近年，画像はデジタル化しており，多量の情報を簡単に映像化し，省スペースに保存できる．
映像媒体 ：静止画像情報提示媒体	スライド	・文字，図表，写真，動画などを提示することができる． ・画像が鮮明で暗い室内で拡大して映写するので，映像に集中することができる．
	OHC	・OHCは印刷媒体や実物を映像として提示できる．
視覚媒体	放送，ラジオ	・多人数の集団に短時間で情報を伝達できる．
	テープレコーダー，CD，ICレコーダー	・どこでも繰り返しきくことができる．
提示・展示媒体	実物 模型	・本物の食品や料理を見せることにより，具体的な実感が得られ，印象が深まる．試食により嗅覚，味覚，触覚に訴えることができる． ・フードモデルは実物と同様につくられているので，食品の種類，重量，組みあわせなどを認識できる． ・食事調査や食事指導に有用である．
	ポスター，パネル，壁新聞	・遠くからでも見えるように文字を大きく書く． ・内容は最低限伝えたい情報のみに絞る． ・図表や絵を用いて印象的なものにする．
	写真	・実物を見せることができないものでも真実性が高まり，説得力が得られる． ・デジタルカメラの普及により，撮影した画像をすぐにパソコンなどに取り込み，印刷も簡単にできる．
	図表	・言語表現では理解の難しいものについて，視覚的に理解しやすくできる．
演示媒体	紙芝居，人形劇(指人形)，ペープサート	・情報量は少ないが，学習に和やかで楽しい雰囲気をもたらし，興味や関心を高めることができる．
	調理実習	・特定の調理方法などを学習する場合，理解しやすい．
	フランネルボード，フランネルグラフ	・フランネルやフェルトなどの布地を壁や板に貼ったもの．話の進行にあわせてつくったパーツをフランネルボードに貼って組み立てたり，着脱させたりする． ・学習者に参加させようにすると効果的である．
情報処理媒体	文章作成ソフト・表計算ソフト，栄養計算ソフト	・文章の作成や統計処理だけでなく，文字や図表，音声，動画などを組みあわせることができる． ・時間や場所を制限されない． ・ゲームをしながら学習できるようなソフトも開発されている．
	インターネット，ウェブサイト，電子メール	・ホームページや電子メール，メールマガジンなどから多くの情報を得られ，またそれらを多人数双方向に交換することができる． ・信頼性の高いサイトからの情報は資料として利用できるが，その利用の際にはセキュリティの確保とプライバシーの保護に十分に注意する．

(管理栄養士国家試験教科研究会：栄養教育論，第一版，2007を一部改変)

教育する際の教材の活用は学習者に対して，①教育内容に興味や関心をもたせ，②学習内容の理解を深め，③学習についての集中力を向上させ，④学習内容を記憶に残させ，⑤自身の問題を解決しようとする意欲を高める，などの効果がある．

b. 教材・媒体の種類と特徴

栄養教育に使用する教材・媒体の種類とその特徴について表 3.4.5 に示す．教育・教材は数多くあるが，なかでも視聴覚媒体は効果が高い．また，印刷媒体は安価で多人数に配付することが可能で，さらに確認して活用することができる．

印刷物媒体の使用は，個人および集団に適している．テキストやリーフレット，パンフレットを集団に用いる場合は，特定・不特定の集団にも適しているが，記録表やカードは特定の集団に適している．

映像媒体における動画情報提示媒体の使用は，個人や特定・不特定の集団に適しているが，スライドや OHC は，おもに特定集団の教育に適している．

聴覚媒体では，ラジオや放送は，個人や不特定の集団に適しており，テープレコーダーや CD，IC レコーダーは個人や少人数の集団に適している．

掲示・展示媒体では，実物や模型，写真，図表は個人や特定・不特定の集団に適している．また，ポスターやパネル，壁新聞は特定・不特定の集団に適している．

演示媒体は，おもに特定集団に適している．

c. 教材・媒体のつくり方

教材・媒体は既存のものを使用したり，新たに考案して作成し，使用する場合がある．新しく作成する場合には，教育する対象者，教育目標や目的を明確にし，予算を考慮し，作成する（表 3.4.6）．

教材・媒体を作成する場合の留意点は以下のとおりである．

①学習目標，目的，ねらい，内容を明確にする

②学習者を明確にする．

③教育場所（スペース，設備など）を確認する．

④教育カリキュラムのなかでいつ使用するのか，どのように提示するのか検討する．

⑤複数の教材・媒体を使用する場合には，教材・媒体の組みあわせ，順序，量を検討する．

⑥図，引用，参考文献などについては，著作権を侵害しないよう注意する．

⑦文字のサイズや図の配置など，見やすさ，わかりやすさに配慮する．

⑧作成する教材・媒体のサイズが適切か検討する．

⑨費用を考慮する．

OHC

OHC（overhead camera，書画カメラ）とは，資料等の印刷物をプロジェクターに投影し，教育やプレゼンテーションの場で活用される装置のこと．

表 3.4.6 教材作成にあたっての注意点

内容に嘘や誤りがないこと	・根拠に基づいた正しい情報を提供すること. ・誤字,脱字に注意を払い,数値は桁数や単位を間違えないようにする.
わかりやすい内容であること	・理論や専門用語は学習者の能力に応じて理解できるように表現を工夫する. ・言語や文章は,具体的で簡潔に表現する. ・1回に提供する情報量が過多にならないように留意する. ・言葉の使い方,専門用語の表現はその栄養教育プログラムを通して一貫性をもたせ,混乱を防ぐ.
美しく仕上がったものであること	・丁寧につくられたものは,学習者の感動や共感をよぶ.
親近感があること	・身近な教材や話題を選ぶ. ・親しみやすく,楽しい雰囲気で学習ができるように心がける.
使いやすいこと	・教育者にとっては,教材の準備や教具の操作に費やす時間や労力が少なく,扱いやすいものがよい. ・学習者にとっては,日常的に再現性が高く,繰り返し気軽に使えるものがよい.
経費や管理に負担がかかりすぎないこと	・教材に利用できる媒体作成の経費を確認し,経費の範囲内でつくれる教材を作成する. ・教材の使用頻度を考慮して,保管性が高く,管理しやすいものにする.
その他	・市販の本や媒体などを用いる場合は,著作権,映像権などを侵さないように留意し,必要な手続きをとる. ・自作の教材の権利も守るように心がける.

(丸山他編,2014)

d. 教材・媒体の選択

　教材・媒体は教育効果をあげるために,それぞれの教材・媒体の特性をいかすように選択することが重要である.そのため,教育を行うにあたり,学習者に効果的で適切な教材や媒体の選択が望まれる.教育効果に影響する要因には,①教育する側の条件（誰が）,②教育の目的や内容（なぜ,何を）,③教育の方法（いつ,どこで,どのように）,教育される側の条件（誰に）があげられる.これらの要因も考慮して教材を選択していく.また,教材・媒体は教育内容・目的や学習者の条件に応じて,適宜,複数組みあわせると,教育効果が高まる.教材の選択や作成は表3.4.6に示した注意点に配慮しながら行っていく.

● 3.4.6 学習形態の選択 ●

　栄養教育の教育形態は,大きく,個別教育と集団教育に分けることができる.個別教育と集団教育の特徴を表3.4.7に示した.さらに,集団教育には,一斉学習,グループ学習,一斉とグループ学習の混合学習（ワークショップ（研究集会））がある.教育形態に応じて学習形態も異なるため,学習者の特性（性や年齢など）,生活環境,職業,罹患している疾病,関心,理解度などと教育目標や内容に適応した教育・学習形態を選択する必要がある.

a. 個別教育の学習形態（表3.4.8）

　個別教育では,学習者個々人の特性にあわせた栄養教育が行われる.学習形態は,学習者自身が教材や媒体を活用してさらに理解を深める自己学習法が中心となる.学習者は自身の理解度や能力に応じて,読書やビデオや

表3.4.7　個別教育と集団教育の特徴

	個別教育	集団教育
長所	・学習者と教育者との間に信頼関係を築きやすい. ・学習者個人の知識, 食行動, 食環境を把握しやすく, 問題点を明確にできる. ・学習者の理解度や習熟度, 問題点, 病状などに応じた教育を展開することができる.	・学習者同士の連帯感による教育効果が高まる. ・短時間で多人数に教育を行うことができる. ・時間や労力, 費用が節約できる.
短所	・時間や労力がかかり, 非効率的である. ・費用がかかる. ・学習者に対して, 教育者の言動や態度などの影響が大きい. ・学習者に緊張感, 孤独感が生じやすい.	・学習者自身の問題や知識, 理解度に差があるため, 個人に応じた教育内容や方法, 栄養媒体の選択が困難である. ・個人のニーズやレベル, 習熟度に応じた指導が困難である. ・一方的な指導となりがちである.

(若本, 2010)

表3.4.8　個別教育の学習形態と方法および特徴

学習方法	方法と特徴
通信教育 (双方向通信) eラーニング	・学習者と教育者が通信手段(郵送, FAX, e-mail, インターネットなど)を用いて行う教育方法. 質疑応答や添削指導などの双方向の学習を行うことができる. しかし, 学習者に学習意欲やモチベーションが維持できなければ継続できず, 効果を得ることが困難である. ・遠隔地や移動困難な学習者であっても利用が可能であり, 学習時間の制約が少ない.
個別栄養相談 (栄養カウンセリング)	・面接で行うことが多い. ・学習者自らが自分自身の問題点に気づき, 解決方法を見いだせるように自立支援を行うことができる. ・栄養教育実施者は学習者との間に信頼関係を築くことを求められる. ・栄養教育実施者は, 行動科学やカウンセリング方法, コーチング理論などを習得しておかねばならない.
インターネット (ウェブサイトの活用)	・関連のホームページを閲覧することにより, 多くの情報が簡単に手に入る. ・ウェブサイトからは, 文字や画像, 動画, 音声などの多種多様な情報が手に入る. ・学習者は自分にとって必要な情報を取捨選択する能力が求められる. ・セキュリティ状態, プライバシー, 信頼度などについて注意し, 閲覧する必要がある.

eラーニング

パソコンや携帯端末などを介して, 主にインターネットなどのネットワークを利用した学習形態のことである. 学習者は同時間・場所に集まる必要がないため, 自分で学習時間・場所を選択することができる. 電子メールや電子掲示板・ビデオ配信, zoom などウェブ会議サービスなどが活用されている.

DVD などを視聴する視聴覚教材学習, インターネット(たとえば, eラーニング)などの教材や媒体を活用し, 自分自身で知識・技術の習得を図る. 最近では, 通信技術が向上してきたため, 遠隔地や移動が困難である者に対しても, インターネットや TV 電話などを活用して個人面談を行うこともできるようになった.

おのおのの方法で学習した後の効果が異なっている. 書籍による学習では, 知識の習得に適しており, 視聴覚教材による学習は技術の習得に適している. また, 個別栄養相談(栄養カウンセリング)は知識の習得, 態度の変容, 問題の認識やその解決方法の検討を習得するのに適している.

b. 集団教育の学習形態

集団には, 性, 年齢, 生活環境あるいは, 目的, 関心など何らかの共通した特性をもつ特定集団と, 一般大衆などの不特定集団がある. 構成人数により, 20 名程度の小集団, 30〜50 人程度の中集団, 50 名以上の大集団に分類される. 共通の目的を共有した集団教育では, 教育中に学習者同士の連帯感

が形成され，グループダイナミクス効果を期待できる．とくに同じ問題点や疾病，障害をもった学習者たちが，グループとなり，自身の気持ちや問題，考え方などを話しあうことで，グループダイナミクス効果は高まる．さらにメンバー同士がお互いにモデリングでき，栄養教育効果が高まる．しかし，一方で，学習者個々人の理解度や関心度に個人差があり，学習者全員のニーズにあった学習は難しい．

学習形態および学習方法としては，以下のような種類がある．

(1)学習形態（表3.4.9）

①一斉学習（主として中〜大集団向き）

対象集団に一斉に共通の指導を行い，学習を進める方法である．学習者は特定集団もしくは不特定集団の場合がある．短時間で多人数に教育を行うことができるため，栄養教育実施者から見れば，負担費用も少なくて済み，効率的である．しかし，栄養教育実施者から学習者へ一方向指導教育となりやすく，学習者個々人のニーズや教育効果の把握が困難である．

一斉学習のおもな学習方法としては，講義法と討議法があげられる．講義法は，講師がある課題や問題について講義を行い，学習者集団に対して，知識や情報の伝達を一斉に行う方法である．講義法では，学習者はおもに知識を習得することができ，講演会や講座などでよく採用される方法である．講師が，学習者に対して基本事項から専門的事項までわかりやすく説明することにより，多人数の学習者に一度に情報伝達を行うことが可能である．討議法は，学習者同士あるいは教育者同士で意見を交換しあうことで，知識や理解を深めていく方法である．レクチャー

グループダイナミクス
集団の力学ともいう．集団のメンバー相互の刺激や連帯感により生じ，メンバーの行動を変化させるような効果のこと．
モデリング
学習者自身が経験したことがないことであっても，手本となる人（モデル）の行動を観察することにより，学習者の行動に変化が生じること．

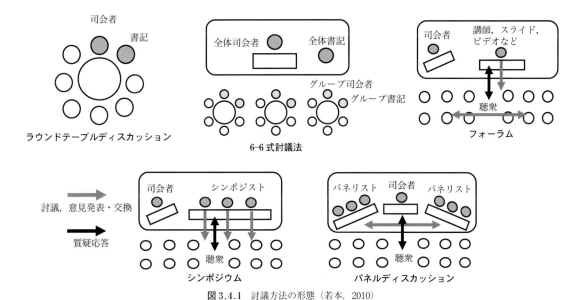

図3.4.1　討議方法の形態（若本，2010）

表3.4.9　学習形態別教育方法の種類と内容

方法	学習形態		個別学習
	集団教育		個別学習
	一斉学習	グループ学習	自己学習
講義形式	**講義（レクチャー），講演会** 一度に多人数に情報伝達できるが，あらかじめ設定されたテーマについて，選ばれた講師が行うため，一方向になりやすい。		**通信教育（双方向通信）** 学習者と教育者が通信手段を用いて行う教育方法。郵便やファクシミリに加え，近年ではパソコンや携帯電話を利用したものが多い。学習時間や場所の制約が少ない反面，自立を促し・継続させる工夫や努力も必要となる。 **個別栄養相談，栄養カウンセリング** 学習者自らが問題に気づき，解決方法を見出せるよう，自立支援を行う。学習者と教育者との間に信頼関係を築くことが求められる。 **インターネット** ・ウェブサイトの活用 関連ホームページの閲覧や数多くの情報入手が可能である。そのため多様な情報の中から，必要なものを取捨選択できる能力の養成が必要である。 ・eラーニング（WBT：web-based training） インターネットを介して教材や試験問題が配信される。学習者は自分のペースで学習が可能である。学習履歴が残るので，教育者は学習者の理解度や進捗状況を確認できる。 Web教材が主体となるため，文章などを組み合わせてマルチメディアが利用可能な反面，音声，画像，映像。教育者はメディアのやりとりが中心となり，その場での問題解決はできない。創意工夫が求められる。 **講書** **視聴覚教材（ビデオ，DVDなど）学習**
討議形式	**フォーラム** ある話題についての講義や説明の後，聴衆が参加して質疑応答が行われる公開討論（レクチャーフォーラム） 講師による講演の後，聴衆からの質疑応答が行われる。 **討議式（ディベートフォーラム）** あるテーマについて賛成・反対の相反する意見を持つ講師による討議・討論が行われ，最後に司会者が統括する。 **教材（フィルム・スライド・ビデオフォーラム）** スライド，ビデオなどの媒体を利用し，その内容について討議を行う。 **シンポジウム（講壇式討議法）** 1つのテーマについて，領域の異なる専門家が講師（シンポジスト）となり意見を述べる。その後，聴衆との討議や質疑応答を行う。 **パネルディスカッション（陪席式討議法）** 講師団（パネリスト）相互の意見交換の後，聴衆との質疑・討論が行われる。各パネリスト間での意見交換のウェイトが高い。	**ラウンドテーブルディスカッション（円卓式討議法，座談会）** 司会者を決め円卓を囲んで座り，上下関係の意見なく，参加者全員が均等にかつ自由に意見を出し合うことで参加意欲が高まる。 **バズセッション（分団式討議法）** 少人数のグループに分かれて，自由に討議を行う方法である。 **6-6式討議法** 6人が1グループとなり，各グループで1人1分間（計6分間）で自分の意見を出し合い，グループごとの意見をまとめて全体討議を行う，全員が討議に参加できる。 **ブレインストーミング** 少人数のグループで自由に発言し，新しいアイディアや解決法をみつけていく方法。他者の発言を批判せず，できるだけ多くの意見を出し合うようにする。	
参加型形式		**ロールプレイ（役割演技法）** ある問題場面を設定し，学習者がその登場人物を演じる。それぞれの役割を演じることや演技を観察することによる体験を通し，解決策や対処法を考える。 **コンクール** 応募する過程での参加者の意欲の向上や努力による意義がある。審査を受け評価される。 **体験学習（実験，実習）** 実際に体験することにより，関心を高め理解の向上と技術の習得をめざす。講義やデモンストレーション（実演）と組み合わせることにより効果的である。 **課題学習** 学習者が課題を設定し，その解決法や改善策を自主的に学習していく方法。 **ピアエデュケーション** 同世代の仲間（ピア）により行われる教育方法。エデュケーターとなる者は学習者となる者に指導できるよう専門家からトレーニングを受けることで，受け手となる同世代の仲間による教育の成果を作り出すものもある。	

ワークショップ（研究集会）
全体会議でのテーマ説明後に，共通の背景や目的・課題をもつ人々で小グループに分かれ，テーマにそって討論や体験学習を行い問題解決や相互理解を図る。1つの成果を作り出すものもある。

（若木，2010）

フォーラム，ディベートフォーラム，フィルムフォーラム，シンポジウム，パネルディスカッションなどがあげられる．レクチャーフォーラムでは知識の習得を，パネルディスカッションでは問題の認識やその解決方法の検討を習得するのに適している．

②グループ学習（主として小集団向き）

　グループ学習とは，学習者を少人数のグループに分け，各グループ内のメンバーで意見を交わし学習を進めていく方法である．グループ学習は，一斉学習では困難である学習者個々人の意見や理解度，関心度などを把握することができる．個々人の意見が反映されやすく，グループダイナミクスによる効果を活用できる．

　グループ学習のおもな学習方法としては，討議法と体験型学習法があげられる．討議法としては，ラウンドテーブルディスカッション，バズセッション，6-6式討議法，ブレインストーミングなどがあげられる．体験型学習法とは，実際に参加・体験した経験を獲得させることにより，学習者は実験や実習を通して，技術を習得し，学習者自らの意識や行動変容を図る方法である．

③一斉学習とグループ学習の混合型学習（ワークショップ（研究集会））

　最初にある問題について一斉学習を行い，栄養教育のテーマを説明する．その後，少人数のグループに分かれ，おのおののグループで討議や体験学習を行う．その成果を各グループでまとめ，全体会で報告を行い，まとめを行う．複数の方法を組みあわせることでそれぞれの長所を取り入れることができ，より学習効果の高い内容となる．

参 考 文 献

相川りゑ子編：改訂栄養指導論，pp.60-75，建帛社，2015

笹谷美恵子，久保ちづる編：栄養教育論，pp.77-89，同文書院，2013

下田妙子編：栄養教育論，pp.101-113，建帛社，2014

武見ゆかり，赤松利恵編：栄養教育論 理論と実践，pp.58-90，医歯薬出版，2013

土江節子編：栄養教育論，pp.72-80，学文社，2015

丸山千寿子，足立淑子，武見ゆかり編：栄養教育論 改訂第3版，pp.153-138，南江堂，2014

若本ゆかり：学習（教育・指導）形態．栄養教育論（テキスト食物と栄養科学シリーズ）（田中敬子・前田佳予子編），pp.55-57，朝倉書店，2010

3.5 栄養教育プログラムの実施

■到達目標（point）

①学習者が望ましい栄養食生活習慣へと行動を変容し，健康増進を図るように栄養教育を行う

②PDCA サイクルに基づいて一連の過程である栄養教育マネジメントを理解する

③学習者の栄養状態，健康状態に基づいた包括的な栄養教育マネジメントを理解する

● 3.5.1　モニタリング ●

　モニタリングとは，栄養教育マネジメントを実施するうえにおいて，実施上の問題点がなかったかを定期的に評価・判定する過程である．たとえば学習者の非同意・非協力や合併症の発症，栄養補給法の不適正，協力者の問題などがなかったかを見る過程である．また，モニタリングのなかで再度，栄養状態のスクリーニングおよびアセスメントが行われ，栄養スクリーニング指標の改善が達成されていれば栄養マネジメントは終了することになる．

　また栄養教育を実施していく過程において，学習者の状況観察，記録やチェックなどを定期的にモニタリングし，栄養アセスメント結果や最初の計画と比較して，目標に対してズレが生じていないかを確認する．期待する目標からズレや無理がある場合には，最初の計画や実施やフィードバックし，修正あるいは破棄して次の計画や方法へ結びつける．

a. デミングサイクルによる質の保証

　作成された栄養ケア計画の実施に際しては，デミングサイクル（図3.5.1）を導入する．デミングサイクルとは，現在，ヘルスケアサービスの質を保証するためのマネジメント技法として用いられている．栄養ケアを実

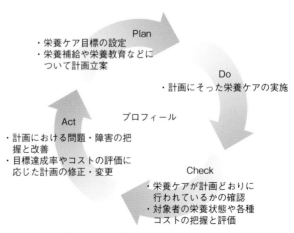

図 3.5.1　デミングサイクル（PDCA サイクル）

施したら，PDCA に基づいて計画（plan）と実施（do）のズレをたえず確認・評価（check）し，その時点で，なぜズレが生じたのか，また，どのような修正が適正であったのかを分析して，改善（act）することが必要である．　PDCA サイクルに従って確認が行われていれば，たとえば食事に付加された栄養補助食品が患者の嗜好や耐性にあわずに残され放置されているとか，あるいは栄養・食事指導の目標達成するための努力がなんら行われないまま 1 か月後のモニタリング時期を迎えてしまうといったことはなくなるはずである．

b. 栄養ケア計画の変更・修正

　栄養ケア計画が実施されたのち，モニタリングにおいて再度，栄養アセスメントが行われる．短期的なケア目標が達成されていない場合は，目標を達成可能なレベルに変更する．さらに長期的なケア目標の修正を行うなど，対象者のニーズにあわせて内容を再検討し，栄養ケア計画を変更・修正する．

　また，栄養ケア計画を実施した結果，生じうる問題についても予測し，問題が発生した場合は，それに対処するための栄養ケア計画を作成する．たとえば，低栄養状態の利用者に対して経腸栄養法による栄養補給量の増大が計画・実施された場合，代謝上の問題を生じる危険が考えられる．その場合，血液検査データを確認し，問題があれば，栄養補給量の再算定や経腸栄養補助製品の質，投与速度の再検討，といったケア計画の変更が行われる．変更された栄養ケア計画は，一定期間実施されたのち，再びモニタリングが行われる．この繰り返しはデミングサイクル（PDCA サイクル）に基づくものである．計画と実施のズレを確認し，そのズレに対する修正が適切であったかをたえず分析することによって，栄養ケアマネジメント（NCM）の質が保証されることになる．

c. モニタリングの期間

　モニタリングの期間は，アセスメント項目によって異なってくる．そのため，栄養ケア計画の作成の段階で，栄養アセスメントの項目ごとに決定しておく必要がある．

　モニタリングの期間は，アセスメント指標の変化の速さに応じて設定する．たとえば，血液生化学検査に関する項目では，半減期をもとに設定する．血液アルブミン値であれば，半減期は約 2〜3 週間なので 1 か月ごとが望ましい．そのほか，身体計測値は 1 週間ごとあるいは 1 か月ごと，喫食率は毎日あるいは 1 週間ごとなどというように設定される．

　また，モニタリング期間やその方法は，頻度が高すぎるなど，業務に「無理・無駄・むら」が生じていないかという観点などからも検討される必要がある．

　問題となった指標が改善されれば，他職種の関係者とともに意見交換（目標達成状況，栄養状態の推移など）や協議を行い，栄養教育マネジメントを

表 3.5.1

栄養アセスメント・モニタリング（様式例）　　別紙2

	利用者名		記入者	
	身体状況、栄養・食事に関する意向		家族構成とキーパーソン	本人　―

（以下は、入所者個々の状態に応じて作成）

	実　施　日	年　月　日（記入者名）	年　月　日（記入者名）	年　月　日（記入者名）
身体計測等	体　重（kg）	（kg）	（kg）	（kg）
	肥満度[1]			
	3%以上の体重変化	□無 □有（　　kg/　ヶ月）	□無 □有（　　kg/　ヶ月）	□無 □有（　　kg/　ヶ月）
	血清アルブミン値（g/dl）	□無 □有　　（g/dl）	□無 □有　　（g/dl）	□無 □有　　（g/dl）
	その他（必要に応じて高血圧、高血糖、脂質異常症、貧血等に関する指標）			
食生活状況等	食事摂取の状況[2]　・主食の摂取状況[2]　・主菜の摂取状況[2]　・副菜の摂取状況[2]　・その他（補助食品、経腸・静脈栄養など）	[　　]　　　　　　％ [　　]　　　　　　％ [　　]　　　　　　％ [　　]　　　　　　％ （　　　　　　　　）	[　　]　　　　　　％ [　　]　　　　　　％ [　　]　　　　　　％ [　　]　　　　　　％ （　　　　　　　　）	[　　]　　　　　　％ [　　]　　　　　　％ [　　]　　　　　　％ [　　]　　　　　　％ （　　　　　　　　）
	必要栄養量（エネルギー・たんぱく質など）	kcal　　　　　　g	kcal　　　　　　g	kcal　　　　　　g
	食事の留意事項の有無（療養食の指示、食事形態、嗜好、禁忌、アレルギーなど）	□無 □有	□無 □有	□無 □有
	その他（食習慣、生活習慣、食行動などの留意事項など）			
多職種による栄養ケアの課題	低栄養・過栄養関連問題	□過食 □拒食 □偏食 □早食い・丸呑み □異食 □盗食 □隠れ食い □開口・閉口障害 □食べこぼし □褥瘡 □口腔及び摂食・嚥下 □嘔気・嘔吐 □下痢・便秘 □浮腫 □脱水 □感染・発熱 □経腸・静脈栄養 □生活機能の低下 □医薬品 □その他	□過食 □拒食 □偏食 □早食い・丸呑み □異食 □盗食 □隠れ食い □開口・閉口障害 □食べこぼし □褥瘡 □口腔及び摂食・嚥下 □嘔気・嘔吐 □下痢・便秘 □浮腫 □脱水 □感染・発熱 □経腸・静脈栄養 □生活機能の低下 □医薬品 □その他	□過食 □拒食 □偏食 □早食い・丸呑み □異食 □盗食 □隠れ食い □開口・閉口障害 □食べこぼし □褥瘡 □口腔及び摂食・嚥下 □嘔気・嘔吐 □下痢・便秘 □浮腫 □脱水 □感染・発熱 □経腸・静脈栄養 □生活機能の低下 □医薬品 □その他
	特記事項			
問題点	① 身体計測等	□無 □有	□無 □有	□無 □有
	② 食生活状況等	□無 □有	□無 □有	□無 □有
	③ 食行動	□無 □有	□無 □有	□無 □有
	④ 身体症状	□無 □有	□無 □有	□無 □有
	⑤ その他	□無 □有	□無 □有	□無 □有
	評価・判定	□改善 □改善傾向 □維持 □改善が認められない	□改善 □改善傾向 □維持 □改善が認められない	□改善 □改善傾向 □維持 □改善が認められない

[1] 成人はBMI、幼児期はカウプ指数、学童期・思春期は肥満度を記入。3歳未満は乳児身体発育曲線または幼児身体発育曲線を利用。
[2] ［1：良　2：不良　］のなかから［　　］へ該当数字を記入し、食事摂取量を％で記載。
※　利用者の状態及び家族等の状況により、確認できない場合は「空欄」とする。

終了する．しかし，栄養教育マネジメント終了後の食生活がどのように変化するか，あるいは食習慣や食行動の悪化防止のために3か月あるいは6か月後のモニタリングが必要である．このように PDCA サイクルを繰り返し，定期的なモニタリングを実施しながら，対象者を望ましい行動変容へと導く（表 3.5.1）．栄養教育の最終的なゴールは，栄養教育の実施により学習者が必要な栄養に関する知識やスキルを習得し，自ら望ましい食習慣や食行動の変容を起こし，改善した食生活が習慣化する自己管理能力を身につけ，QOL を向上させることにある．

実際の栄養教育を実施するにあたり，管理栄養士はこれらの理論や手順について十分に理解するとともに，学習者が自主的に行動変容できるよう指導・支援できるスキルを習得することが求められる．

d. 栄養モニタリングと評価

モニタリングや測定により改善の状態を明確にして評価する．すなわち，モニタリングや測定により改善の状態を明確にして評価（学習者の改善の状態を数値化）することである．したがって，目標も具体的な指標を設定しておく必要がある．また，具体的な指標と比較しておく必要があり，栄養モニ

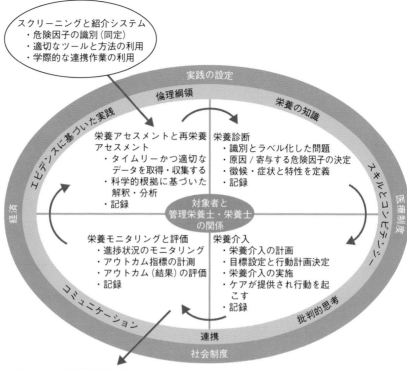

図 3.5.2　栄養ケアプロセスとモデル
（日本栄養士会監訳：国際標準化のための栄養ケアプロセス用語マニュアル，第一出版，2012 を改変）

タリングと評価の項目は栄養アセスメント用語と統合されている．つまり，栄養アセスメント項目が栄養モニタリングと評価の項目となり（既往歴は，栄養アセスメントだけに使用される項目で，栄養介入の成果としては評価されない）栄養モニタリングは 4 つの項目（①進捗状況のモニタリング，②アウトカム指標の計測，③アウトカム（結果）の評価，④記録）で構成されている（図 3.5.2）．また，栄養モニタリングと評価の重要な考え方として，「適切な指標・測定方法を選択する比較のために適切な基準値を使用する」，「学習者が期待されるアウトカムに到達する過程のどの段階にいるのかを決定する」，「期待されるアウトカムとの相違を説明する」，「進展を助長あるいは妨害する要因を同定する」，「栄養ケアの終了または継続を決める」などが示されている．

● 3.5.2　実施記録・報告 ●

a. 個別栄養指導（相談）における実施記録・報告

個別栄養指導（相談）は臨床栄養の現場で行われることが多い．管理栄養

士による記録は医師の診療記録のように法律的に義務付けられているもので
はないが，管理栄養士がチーム医療に参画して，患者の栄養状態の評価や栄
養指導の評価について，医師と情報を共有することは重要である．また，記
録することによって，栄養状態などの評価や栄養指導（支援）の詳細な部分
まで思い起こすことができる．また継続栄養指導時に役に立つ．現場では
話しあいの時間が十分にとれないことが多く，多職種が時間のあるときに診
療記録を記入したり読んだりすることで，スタッフ間の情報共有ができるこ
とによりコミュニケーションの一つになる．

問題施行型システム（POS）

栄養指導記録は，医療スタッフに共通の言語やルールで記入されるべきもので，このルールがシステム化されたものがPOS（ピーオーエス）である．POSはアウトカム（outcome）を目指すシステムである．

P（problem）：患者がもつ問題（医学的，身体的，精神的，栄養学的，生活的，経済的，生活環境など）．

O（oriented）：患者の問題を見つけ，解決するための手段を常に意識し，模索することが栄養計画（plan）立案時の問題解決のためのプロセスである．

S（system）：患者情報収集方法，栄養ケア実践のためのチームづくりなど，医療スタッフ間のシステムまで含めた手段，方法である．

個別栄養相談の場合は，**問題施行型システム**（problem oriented system：POS）の考え方に基づいて，とくに臨床の場では経過記録の記載方法であるSOAP形式でプロブレムリストごとに整理して記載されている．

栄養教育へのPOSシステムの導入目的は，患者の食生活や栄養素摂取量の問題点を発見しその歪みを是正するために，どのような計画のもとに教育し実践させれば成果が上がるかなど具体的にプロセスを明らかにすることである．

①情報の収集

　　管理栄養士に必要なデータベースには以下のようなものがある．

・職歴

・食習慣，嗜好

・栄養素摂取量，食物摂取状況，栄養状態

・生活スタイル

・臨床問題・身体計測結果・家族歴

②問題の明確化

　　栄養問題は，栄養教育によって何を問題とするかを明確にする．

　［プロブレムリストの例］

・病識はあるが単身赴任で今まで料理の経験がない⇒仕事の環境，生活環境

・偏食が激しい⇒生活環境，嗜好，食習慣

・食事は子どもの頃から1日2回しか食べていない⇒生活環境，食習慣

・歯がなくてかむというより飲み込んでいる⇒医学的領域，経済的問題

・食後にケーキを食べないと落ち着かない⇒食習慣

・アルコールはやめられない⇒食習慣

③問題を解決するための計画立案

　　初期計画は，短期目標と最終目標の2つの計画を作成する．計画はモニタリング計画，栄養治療計画，教育計画に3分類し，進行する．

　［モニタリング計画（monitoring plans：Mx）］

　　栄養アセスメントに必要な情報（栄養素等摂取量，身体計測値など）や栄養指導・相談（教育）の結果をモニタリングするために必要な情報

を収集する.

［栄養治療計画　（therapeutic plans：Rx）］

　栄養指導・相談（教育）を行ううえで，栄養量や食品構成，献立作成，調理形態や料理法，食塩管理など患者に直接的に介入するための計画

［教育計画（educational plans：Ex）］

　栄養指導・相談（教育）のなかでも栄養の知識や調理技術に関する実践的計画，基本的な知識，技術の習得計画

④経過記録

　経過記録は，栄養ケアを必要とする人の問題の経過，問題解決のために立案した計画の実践，ケアの結果を記載したものである．内容には，一貫性・継続性が必要である．経過記録には叙述的記録，経過表に分類される．叙述的記録は経時的にS（主観的情報），O（客観的評価），A（評価），P（計画）の4項目（SOAP）に整理して記録文章で記載する．経過表は，患者の栄養状態や問題と栄養ケアの経過などが一目瞭然と理解できる一覧表である．

［SOAP（ソープ）］

　Subjective data（主観的情報）は，患者が語るストーリーや患者から収集したデータベースから，プロブレム（問題）に関連する主観的情報を書き写していくことである．たとえば自覚症状，一般状態，食生活などである．

　Objective data（客観的情報）は，身体所見，血圧，検査値，患者の観察データなどのことで，これら情報のなかには，管理栄養士が直接面接で得た情報も含む.

　Assessment（評価）は，SとOからどのように解決し，分析，統合してプロブレムを導き出したのか患者のプロブレムを評価した思考過程を書く.

　Plan（計画）は，診断計画（diagnostic plan：Dx ），栄養ケア計画（therapeutic plan：Rx），教育計画（education plan：Ex）について記号を用いて計画を整理して記載する.

［症例　58歳　男性］

　（1）医師が問診，観察時に収集した医学的および社会的情報と病気診断時の臨床検査値

【病名】2型糖尿病，脂質異常症，高血圧

【主訴】倦怠感，排尿時に泡立ち，顔のほてり，仕事ストレス増強

【職種】会社役員

【現病歴】昨年の人間ドックで尿糖＋2，肥満傾向，血圧 150/95 mmHg，LDL-コレステロール 165 mg/dL，中性脂肪 295 mg/dL で

あった．治療を勧められたが自覚症状がなく，仕事柄，出張が多く治療は放置．最近疲れやすく，1か月前から続く尿の泡立ちも気になり，受診となった．

【家族歴・家族構成】妻，子2人，実母80歳（30歳のとき2型糖尿病）

【既往歴】なし

【診察所見・臨床検査結果】

　身長175 cm，体重85 kg，BMI 27.8 kg/m^2，血圧155/98 mmHg，尿糖+2，空腹時血糖155 mg/dL，75 g経口ブドウ糖負荷試験（OGTT）2時間値220 mg/dL，ヘモグロビンA1c 9.8%，総たんぱく7.5 g/dL，アルブミン4.2 g/dL，尿素窒素6.5 mg/dL，クレアチニン0.6 mg/dL，LDL-コレステロール175 mg/dL，中性脂肪310 mg/dL，HDL-コレステロール55 mg/dL

　（2）管理栄養士が栄養食事指導時に収集した栄養学的情報

【体重歴】減量経験：3回（30歳58 kg，30歳66 kg，40歳75 kg，50歳82 kg，55歳85 kg）

【食事歴】①食事は，役員になった頃から朝昼兼用となり，兼用食は中食・外食，夕食も大半が外食．食事は比較的ゆっくりとかんで食べるように心がけている．

②学生時代は，間食はせず夕食用にビール大瓶1本を飲む程度であった．アルコールは，仕事量の増加とともに付き合いも増え，飲む量が急速に増えた．

③仕事の疲れをとるために飲みはじめた紅茶は，今では1日10杯はジャムを入れて飲んでいる．

④朝食を食べないため10時頃には和菓子を2〜3個食べる．

⑤肉料理は子どもの頃から好物で1日1〜2回は食べる．

⑥牛乳は幼少の頃より嫌いで飲んでいない．

⑦野菜も嫌いで，外食主体になりますます食べる量が減ってきた．

⑧基本的に濃厚な味付けが好きで，食べる際には上からソース類をたっぷりかける．

【栄養素摂取量】

エネルギー	たんぱく質	動物性たんぱく質	脂質	動物性脂質	炭水化物
2,995 kcal	110 g	65 g	85 g	50 g	295 g

食塩	コレステロール	カルシウム	食物繊維		
18 g	278 mg	355 mg	12 g		

【生活歴】①仕事上，移動は車を利用し，座位でいる時間が長い．

②運動習慣はない．

③1日5,000歩未満．

【身体指標】TSF：24.8 mm，AC：29.3 cm，ウエスト周囲径：138 cm

POSに基づくSOAPの書き方の事例を表3.5.2にあげる．

上腕三頭筋部皮下脂肪厚（triceps skinfold thickness：TSF）
　上肢肥満の指標，体脂肪の指標．
上腕周囲経（arm circumference：AC）
　身体のなかでも浮腫を起こしにくいため，身体計測の指標となる．
%TSF
%TSF＝実測値TSF（cm）/基準値TSF×100
TSFの標準値
男性：11.36 mm±5.42 mm
女性：16.07 mm±7.21 mm

表 3.5.2　栄養評価表（記入例）

氏名　　カルテ ID　　栄養指導 No
病棟訪問日　●年　◆月　◎日

#	医学的問題は，#1　2型糖尿病，#2　脂質異常症，#3　高血圧があげられると仮定した場合 #1は血糖上昇，#2は血清脂質上昇，#3は血圧上昇に関与している栄養学的問題は何であるか考える. #1　嗜好食品の過食　#2　エネルギー過剰摂取　#3　食塩過剰摂取
S	#1～3，今後立案していく#，症例の病気，病期，病状に関連した医学的主訴および栄養学的主訴 倦怠感：有　　排尿時に泡立ち：有（1か月前）　仕事ストレス：有（増強）顔のほてり：有 食欲：有　　　運動習慣：無 栄養補給計画立案にあたり必要な主訴 偏食（野菜，牛乳）濃厚な味を好む（甘味，塩味）
O	患者面談により管理栄養士が独自に収集した客観的情報 【栄養素摂取量】 エネルギー　　たんぱく質　　　　　　脂質　　　　　　　炭水化物　食塩　食物繊維　コレステロール　カルシウム 2,995 kcal　　110 g（動物性 65 g）　85 g（動物性 50 g）　295 g　18 g　12 g　　　　278 mg　　　355 mg 【嗜好食品摂取量】間食 370 kcal：1日摂取量の 12% を占める　アルコール 87 g：1日の 20% を占める 【食習慣】朝食欠食 7 回/週　外食 12 回/週（家庭では昼・夕ともに 1 回摂取） 【食事摂取配分】朝食（0%）：昼食（30%）：夕食（70%） 【必要栄養量】エネルギー 2,000 kcal，たんぱく質 75 g，脂質 55 g，炭水化物 300 g，食塩 6 g，カルシウム 600 mg，食物繊維 25 g 【身体指標】%TSF：155%，%AMC：139%，ウエスト周囲径：138 cm 【体重歴】減量経験：3回，20歳 58 kg，55歳（最大）85 kg 【日常生活活動量】5,000 歩未満/日：1日の大半が座位，車での移動主体
A	SとOによる評価 倦怠感，排尿時の泡立ちは，過食（主に嗜好食品）による高血糖が大きな要因であり，減量を含めた食事量のコントロールが必要.　仕事によるストレス増強は，過食を招き体重増加，病期の進展にも関与しており，血糖コントロールとともに食事療法，運動療法，行動療法の実施が望まれる.　血清脂質の上昇は，食事性のコレステロールには問題がなく，過剰エネルギーによる肝臓での合成が原因として考えられる. 栄養量の摂取率 エネルギー 150%（44 kcal/kg/日），たんぱく質 147%（1.6 g/kg/日），動物性たんぱく比 63%，脂質 155%，食物繊維 48%，カルシウム 59% Plan 実施により期待される効果，成果，今後の方針 Plan1.2 実施により 1～2 kg（−525 kcal/日）の体重減少および減量効果による血圧降下を目指したい. 栄養学的問題は多く，食事療法実践においては今後も内科診察後に栄養相談（教育）を継続していく.
P	Mx）再評価の計画 1）ジャム減食，アルコール 1/2 量減酒：血糖コントロール，体重減少 2）ジャム減食，アルコール 1/2 量減酒，ソース類未使用：血圧コントロール Rx）患者との同意のもと作成した実施可能な計画 1）紅茶は 1 日 3 杯に減らし，ジャムは人工甘味料ジャムに変更する.（−220 kcal/日） 2）アルコールは，現在の 1/2 量を目標に減酒する.（−305 kcal） 3）食事の際，副食にはソース類をかけずに食べる. Ex）栄養相談（教育）後の理解を深めるため，実践度確認を行うためにどのような手段をとるか書く. 糖尿病教室に参加する. 次回栄養相談（教育）は，○月◆日 10 時とする.

b.　集団における栄養教育の実施・記録

　集団を対象にした栄養教育はおもに公衆栄養，産業栄養，学校が多く，集団の場合でも実施記録は必ず行う．栄養教育プログラムの実施記録を残すことは，スタッフ間の情報を共有，所属上司への報告および栄養教育実績の記録ともなるので必要である．また，事業内容によっては，報告書として印刷に出し，冊子にすることもある．

　1）報告書内容と書き方

　　事業名，実施月日，参加者（参加名簿添付），参加者数，実施内容，実施結果，所感などを A4 用紙 1～2 枚程度に記載する．実施内容や結果の詳細は別添資料として添付することとし，ポイントのみ記載する．報告する上司に，理解しておいてほしいこと，知っておいてほしいことを A4 用紙 1～2 枚に簡潔かつ明確にまとめ，短時間で概要を理解しても

表 3.5.3　報告書（例）

日　時	平成○○年△月◇日（○）10 時 00 分から 11 時 00 分
場　所	○○会議室と調理室
参加者	20 名（別添名簿のとおり）
内　容 （概要）	別添資料参照． 1　オリエンテーション 2　講和・演習 　　「離乳食の進め方の目安・・・・・・・」 　　講師 ○○保健所　管理栄養士　○○△△ 　　（内容） 　　・自己紹介，他己紹介 　　・離乳食とは・・・． 　　　　・○○ 　　　　・△△ 　　　　・□□ 　　・・・・・・・・・・・・ 3　質疑応答 　　Q　主な質問 　　A　・・・・・・・・・・・・・・・・・・・・・・・・・・・・・・・
所　感	【参加者について】 参加された母親は，みなさん熱心で積極的に質問され，離乳食の調理に参加していた．・・・・・・・・・・・ ・・・・・・・・・・・・・・・・・・・・・・・・・・・・・・・・・・・・・ 【その他】 ・・・ ・・・・・・・・・・・・・・・・・・・・これをきっかけに母親同士の情報交換などの連携が図れることが期待 でき，次回にも継続した研修会を開催し交流を深めたいと考える．

%AMC
%AMC＝実測値AMC(cm)/
基準値 AMC×100
AMC
上腕筋囲長(cm)＝上腕周
囲長(cm)－π×上腕三頭筋
部皮下脂肪厚(cm)
AMCの基準値
男性：23.67±2.76
女性：20.25±2.56

らえる報告書を作成する．ただし，各項目の詳細を書いたものを必ず添付し，その事業の目的などを記載した事業起案も添付しておく．また，所感は必ず記載する．事業を実施して，予測したことと比較してどうだったか，あるいは今後どうしていきたいのかなどを明確にしておく（表 3.5.3）．

2）報告書の回覧ルート

　　報告書の回覧ルートは，一連のルート以外に同じ担当係のほか，その対象が関連する担当課との連携をとるきっかけになる．

参　考　文　献

杉山みち子，赤松利恵，桑野稔子編：カレント栄養教育論　第 2 版，建帛社，2020

赤松利恵：栄養教育スキルアップブック，pp.57-59，化学同人，2009

前田佳予子，高岸和子編：臨地実習ガイドブック，pp.51-57，建帛社，2016

田中敬子，前田佳予子編：栄養教育論（テキスト食物と栄養科学シリーズ），
　pp.10-14，朝倉書店，2010

3.6 栄養教育の評価

■到達目標 (point)
①評価の種類と方法について理解する
②評価デザインについて理解する
③評価に従って，栄養教育プログラムを見直す意味を理解する

　栄養教育を実施した場合としない場合を比較することによって，栄養教育プログラムの有効性を科学的に証明することが求められている．栄養教育の方法論はまだ確立されていないため，もっとも有効な栄養教育の理論化を進めるためにも評価は欠かせない．

　評価はマネジメントサイクルに基づいて実施し，各段階において行われる（図3.6.1）．アセスメント，目標の設定，栄養教育の計画，実施の過程で問題はなかったか，目標達成に寄与するものであったかなど，多角的に評価していくことが必要である．その結果，問題があれば改善し，解決していくことで，教育力も向上し，よりよい栄養教育プログラムを開発することとなり，栄養教育の発展につながる．

　各段階の評価を適切に行うために，プログラムの計画段階で，評価の基準，指標，方法，時期について，明確に決定しておく．評価活動は，プログラムの実施中，実施直後に行うのが一般的であるが，さらに，行動変容の定着状況，長期的効果を把握するために1年後または2年後にも行うことが望ましい．また，評価は実施者と学習者の両方の視点で行われることも重要である．教育は実施者からの一方通行になりやすいが，学習者からの評価を聞き，受け入れることでコミュニケーションがとれ，双方向の学習ができる．

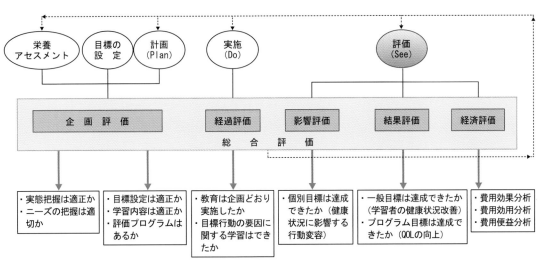

図3.6.1 栄養教育プログラムの評価
（丸山他編：栄養教育論（健康・栄養科学シリーズ），南江堂，2015，p.162 より改変）

評価には，マネジメントサイクルに即した評価（企画評価・経過評価・影響評価・結果評価・経済評価・総合的評価）と，教育学に基づいた評価（形成的評価・総括的評価）がある．

● 3.6.1 評価指標と評価基準の設定 ●

栄養教育の評価の目的は，実施したプログラムの有効性を評価することであり，対象となる事柄と比較することにより行われる．評価のための測定・比較項目を評価の指標と呼ぶ．評価の指標として，知識，態度，行動，栄養素摂取状況，身体状況，QOL などの主観的指標などがよく用いられる．また，対象が個人の場合と集団の場合（1つのプログラムとしての効果）の効果を評価する．

評価の基準は，目標値を設定する到達基準と設定しない相対基準に分けられる．

①到達基準：到達すべき具体的数値目標であり，過去の実績，専門家の意見，理論値などから目標値が決定され，その目標値と教育プログラムの実施によって得られた成果との比較を行う．

②相対基準：到達すべき目標値の設定はせず，他のプログラムの成果との比較を行う．

また，これらの評価がどの程度の信頼性を持つかは，評価のデザイン（3.6.9項参照）によって大きく左右される．

● 3.6.2 企画評価 ●

栄養教育プログラムの立案から実施（Do）の直前までに行われる企画に関する評価をいう．すなわち，アセスメント，目標設定，計画立案について，以下の項目から総合的に評価する．

①栄養アセスメントに関する評価：学習者の実態把握，抽出した課題の優先順位に妥当性はあるか，ニーズの把握などは適切であったか．

②目標に対する評価：学習者にとって最優先かつ重要度の高い目標としたか，問題行動の要因や，学習者の生活環境，教育実施にかかわる資源などに対して適正な目標であるか，達成時期（短期・中期・長期）は適切か．

③教育内容に対する評価：学習者の問題を解決し，目標の達成に近づける内容であるか，とくにプログラム実施後の評価方法（プログラムの効果の測定方法など）をあらかじめ十分に検討しているか．

● 3.6.3 経過（プロセス）評価 ●

経過評価はプログラムがうまく進んでいるかを確認するために行う．栄養教育の実施状況（教材，人材，場所の確保など）に関する評価と，目標にむ

けた学習状況（知識・関心・態度などの習得・変化）に関する評価である．したがって，プログラムの実施中に行われるのが通常である．

実施状況については，プログラムの進行中に教育実施者および教育観察者（プログラム開発者や管理栄養士など健康教育の専門家）により記録され，収集・解析する．

学習者の行動変容が起因する事象についてのデータや，学習内容の習得状況に関する実験的データが，量的・質的に得られる．あわせて，行動変容に関する自己効力感が高まっているかなどについても評価すると効果的である．学習者の習得状況については，セルフモニタリングから収集することも可能である．

教育の計画は，あくまで予定であり確定ではない．学習者の理解度，実践度，行動変容の進捗状況に応じて臨機応変に対応するため，プログラム実施段階であっても経過評価によりプログラム改善を提案し，改訂を行うことでよりよい教育を図ることが望ましい．

● 3.6.4 影響評価 ●

影響評価は，環境目標，学習目標，行動目標の達成度によって評価できる（表3.3.2）．影響評価の実施により，プログラムが学習者の健康・栄養状態に影響を及ぼす知識の獲得や，具体的な行動変容を評価することができる．すなわち，短期間の影響および効果を評価するのが通常で，短期目標の達成度の評価も行うことができる．たとえば，「朝食を毎日食べるようになった」「バランスのとれた食事をするようになった」などについて事前と事後で比較し評価する．セルフモニタリングのデータを評価材料とし，生活目標の実施状況や行動変容ステージ，自己効力感などが評価対象となりうる．

なお，知識の向上を，プログラムの実施状況を評価する指標として用いる場合には経過評価項目であるが，行動目標を達成するための学習目標として位置付ける場合には影響評価となる．このように，態度や知識，スキルの変化を経過評価として扱うか，影響評価として扱うかは，とらえ方によって異なる．

● 3.6.5 結果（アウトカム）評価 ●

影響評価より長期間の評価，最終的なプログラム成果を見るのが結果評価である．すなわち，栄養教育の実施により，計画において設定した中期目標・長期目標がどの程度達成されたのか，また一定期間を経て，学習者にどのような変化が見られたかを評価する．評価のなかでもっとも高い関心をもたれるのが結果評価である．

評価対象は，プログラムの目的・目標の達成度，栄養状態についての臨床データの改善度，改善した人数の割合などである．長期的な視点で評価する

ため，QOLや死亡率，有病率などスパンの大きい項目で評価するのが一般的である．結果評価に関する項目は変化に時間がかかるだけでなく，栄養教育だけでは効果を出すのは難しい項目も多い．たとえば，健康には遺伝的要因も影響しており，栄養教育だけでは限界がある．このように，適切な栄養教育を実施していても結果評価では効果が見られない場合に備えて，経過評価と影響評価をより正確に行うことが大切である．

◉ 3.6.6 形成的評価 ◉

栄養教育は教育学を基礎としている．評価を教育学的視点に基づいて分類すると，形成的評価，総括的評価というよび方がある．

形成的評価は，教育を実践している過程（計画からプログラムの実施までの流れ）に行われる評価を指す．プログラムの参加率や予定どおりプログラムを実施しているかなどが含まれる．よって，経過（プロセス）評価は，形成的評価に含まれる．それぞれの評価の関係について，図3.6.2に示す．

学習者のセルフモニタリングデータから評価し，次の教育活動や学習活動を適切に行うために，必要な修正部分を明らかにすることを目的としている．形成的評価は，教育活動や学習活動のみでなく，カリキュラム作成にも有効に働く．形成的評価の適切な実施は，対象者の知識水準を高めるとともに，教育者側の方針を明確にさせ，成果測定における公平性の向上をもたらす．

◉ 3.6.7 総括的評価 ◉

総括的評価は，プログラムが終了してから行う評価のことで，影響評価と結果評価を要約した評価である．学習者の成績や合否の判定とともに，教育者の活動成果やカリキュラムの評価を主要な目的としている．総括的評価の実施により，目標の達成状況や学習効果が把握できる．すなわち栄養教育による学習者の変化（習得度）を全体として評価する．

教育者は，この評価結果を自らの教育内容の改善に用いることができる．学習者においては，たとえば，どれだけ知識を身につけることができたかなどの情報がフィードバックされる．これらの繰り返しが，学習効果の向上に

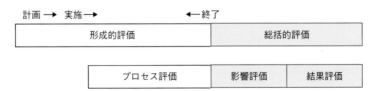

図3.6.2 マネジメントサイクルに即した評価と教育学に基づいた評価の関係
（McKenzie, J. F., et al.：Planning, Implementing & Evaluating Health Promotion Programs：A Primer, 5th Edition, p.295, Pearson, 2009 より作成）

つながる．また，プログラムを調整するだけでなく，学習者の学習を促す側面ももつ．

● 3.6.8　経済評価 ●

　プログラムの実施には経費が伴うため，貴重な財源が効率的に活用されるよう栄養教育の有効性を費用対効果の視点で経済的に評価する．栄養教育にかかわる費用（金銭的・人的資源）と，その成果を評価するものである（表3.6.1）．栄養教育分野において経済評価は本来的な目的ではないが，医療サービスの選択肢が増える一方で，医療費の増加という社会的状況を背景に，経済評価の必要性は高まってきている．

　評価方法としては費用効果分析，費用効用分析，費用便益分析の3つがある．

①**費用効果分析**（cost-effectiveness analysis：CEA）：1つの栄養教育プログラムを実施し，その費用と達成した教育効果の双方を検討する．プログラムの結果を，ある一定の効果（体重，血圧，血液検査データ）で測定し，その効果1単位あたりに対してその実施に要した経費を算出し，見あった効果が得られたかを分析する．指標には，血圧や体重変化など客観的な測定が比較的容易であるが，種類（分野）が異なるプログラム間での比較は不可能である．

②**費用効用分析**（cost-utility analysis：CUA）：異なる種類のプログラムを比較するために，一定の効用を得るうえで必要な費用を算出し，その単位効用あたりの費用によりプログラムを評価する．効用とは，患者の満足度を QOL または質を調整した生存年（quality-adjusted life years：QALY）を用いて表現する．単純に生存期間の延長を論じるのではなく，QOL を表す効用値（utility value）で重みづけしている．異なった分野との比較ができないという費用効果分析の弱点と人命の経済的評価をしにくいという費用便益分析の弱点の両方に対処できる．ただし，普遍的な QALY の測定法はいまだに確立されていない．

③**費用便益分析**（cost-benefit analysis：CBA）：1つの栄養教育プログラ

フィードバック
　教育評価においてフィードバックとは，「効果的な行動を実現するために，自分の行動がもたらした結果をデータとして取り込み（フィードし），次のより適切な行動のために活用するシステム」（田中，2012）を指す．評価結果は，マネジメントサイクルの各段階にフィードバックし，プログラムのさらなる発展と改善に役立てる．

費用効用分析
　低栄養や感染症のケアが中心の時代には，死亡率の減少がケアの成果として有効であった．しかし，慢性疾患のケアが中心となっている現在，同じ生存年であっても患者の満足度やQOL はさまざまであるという発想に基づいている．

QALY（quality-adjusted life years）
　質的調整生存年．ある程度の不健康を抱えて1年間生きることは，完全に健康な状態で何か月生きることに相当するかを表した生存年．QALY は，「生存年×QOL 補正」で求められる．QALY を評価指標とすれば，生存期間（量的利益）と生活の質（質的利益）の両方を同時に評価できる．QOL 補正は，健康な状態の効用（効用値）を1，死亡を0として1～0の間にあらゆる健康状態をあてはめて補正を行う方法である．たとえば A という治療を受けた場合，5年間生存期間が延長すると仮定し，その後の効用値を0.8とすると，QALY は，5（年）×0.8＝4（QALY）となる．

表3.6.1　健康教育・ヘルスプロモーションの「費用」と「成果」

費用 （コスト）	実施者側にかかる費用	人件費，会場費，通信費など
	学習者にかかる費用	自己負担額，労働時間の損失，精神的負担など
成果 （アウトカム）	健康状態の改善	臨床アウトカムの改善など
	医療費の節約	受診・医薬品代等医療費の節約など
	労働生産性の向上	個人の収入の増加，企業内生産性の向上など
	満足度の向上	余暇時間の拡大，生活の充実感など

（中村丁次，外山健二，笠原賀子編著：管理栄養士講座　栄養教育論 第3版，建帛社，2020，p.117，表3-5-2を改変）

ムの実施費用に対して，栄養教育の成果もすべて「金額」に換算して，その収支がどうであったかによって栄養教育の経済性を分析する．教育の効果（たとえば，体重1kgの減量）によって医療費が減ったか，生産性が上がったかなどを分析する方法である．

　効果の金額化は，プログラム参加者がそのプログラムに参加することによって得られた健康改善にいくら支払うかを推定することで求められる．また，健康状態の変化が労働時間や余暇時間へ与える影響（生産性），さらに今後の医療資源の利用や介護者の介護時間への影響も便益として含むことがある．

　種類が異なるプログラム間での比較は可能であるが，すべての結果を金銭に換算するのは難しい．

● 3.6.9　総合的評価 ●

　栄養教育実施に対する総合的な評価を多面的な視点で行う．これまでに実施した企画評価，経過評価，影響評価，結果評価，経済評価の5つを統合させ，栄養教育の実施により変化したものすべてについて評価する．取り組み全体の評価であり，いわゆる事業報告書に用いられる．栄養教育プログラムの総合評価は，事業評価ともいえる．より効果的，効率的なプログラムの運用など管理的な目的に用いられる．学習者の健康状態や食行動が改善されていたとしても，経済評価の結果，多額の費用がかかっていたり，経過評価の結果，学習者の満足度が低い場合など総合的評価は低くなる．

● 3.6.10　評価のデザイン ●

　評価を行うためには，プログラムの企画時において具体的な評価デザイン（評価方法）を組み立てて，適切な統計学を含む方法を検討し準備する．栄養教育を実施した群（介入群）に現れた目標の達成が，そのプログラムの実施によるものであると評価するためには，以下の点について考慮されていて，初めて客観的な有効性が認められることになる．

a. 評価デザインの選択

　プログラムを実施する集団に対してコントロール群（比較対照群）を設定するのか，対象者の選定方法（割付の仕方）はどのようにするのかによって，評価結果の信頼性が異なる．そのため，プログラムの計画を立てる際に，評価方法を念頭において立案する必要がある．代表的なデザインとして，実験デザイン，準実験デザイン，前後比較デザイン，ケーススタディなどがある（表3.6.2）．

1）実験デザイン

　対象者を無作為抽出して介入群とコントロール群を設定し，事前テストおよび事後テストを行う．両群を比較してプログラムの効果を評価・検証す

無作為抽出（random sampling）
　母集団から，どのような要素にも影響されずに被験者が選ばれること．主観的な判断や好みが入ってはならない．乱数表を用いて行う．

表 3.6.2 評価デザインの種類

評価デザイン	対照群の有無	無作為割付の有無	特性
実験デザイン	有	有	同一基本的属性の対象者で構成された，教育介入群と教育を実施しない対照群を無作為に抽出する，もっとも妥当性の高いデザイン
準実験デザイン	有	無	同一基本的属性の集団を，教育介入群と教育実施をしない対照群に設定するため，選択バイアスによる差異が生じる
前後比較デザイン	無	—	教育介入群のみ設定し，教育介入の前後で比較するため教育効果を一般化できない
ケーススタディ	無	—	少数の事例について，教育による経過を詳細に観察，評価する．ケースの特性が大きくかかわるので有効な教育評価が困難である

（丸山千寿子，足立淑子，武見ゆかり編：栄養教育論（健康・栄養科学シリーズ），南江堂，2015，p.168，表 9-6）

る．信頼性・妥当性が高い．ただし，コントロール群に全く栄養教育を提供しないのは，対象者に不利益を生じさせうる．そこで，コントロール群には従来の栄養教育を行い，介入群には新しく開発した栄養教育プログラムを提供したりする．交差法（クロスオーバー法）のように，介入群とコントロール群を途中で交差し，時間をずらしてコントロール群にも同じ教育を行う方法もあるが，もっとも信頼性が高い．

2）準実験デザイン

介入群と，コントロール群を設けるが，各群への無作為割付が行われない点が実験的デザインと異なる．コントロール群は介入群とできるだけ同じ特性を有する集団が望ましいが，無作為に割り付けられていないために両群間で対象者のバイアス（サンプリングバイアス）（後述 b. の 3）「バイアス」参照）が生じかねない．したがって，対象者の特性の違いが結果に影響を及ぼしているかもしれない点を十分に考慮する必要がある．結果がプログラムの効果のみであるかどうか判定できないため，結果を一般化することができない．

3）前後比較デザイン（非実験的デザイン）

コントロール群を設けず，介入群だけについて，プログラム実施の前後で比較するものである．プログラム実施の前後でどの程度の差が見られたかは明らかになるが，選択バイアスなどが存在するため，その結果が栄養教育プログラムのみによってもたらされたものであるかは不明確である．たとえば，子どもを対象とした場合，プログラム実施前後の差は，プログラムの効果とは限らず，成長のためかもしれないし，季節変動のためかもしれない．前後比較デザインでは，評価結果の内的妥当性を脅かす要因が多いため，結果の信頼性は低いとみなされる．

4）ケーススタディ

コントロール群を設けず，また栄養教育プログラム実施前の測定データが少なく，実施後のデータのみで評価する方法であるが，基準がないため評価としては役立たない．少数の事例について，プログラムの経過の検討に用いることができる．

無作為割付（random allocation）

介入研究において介入の効果を検討する際，対象者を無作為に 2 群に振り分けること．介入以外の要因に影響されずに振り分けることができる．そのため，介入の公平な比較を行うことができ，得られた結果を広く一般の現象にいかすことができる．

b. 評価結果の解釈

1）妥当性

　評価システムをデザインすることは栄養教育の質を高めるうえで重要である．栄養教育の効果を明らかにするために，上記のような評価デザインを用いるが，用いる測定手法による結果が，目的とする内容を正しく評価しているか，目的とする現象を適切に表現しているかを「測定の妥当性」という．妥当性のある尺度を使って測定し，信頼性の高いデータを得ることが大切である．測定項目に必要な測定内容が盛り込まれているかどうかを内容的妥当性，測定手法間の相関関係および測定によって行動や特性をどの程度予測できるかを基準関連妥当性，選択した評価方法が，本来測定しようとする対象について，理論的に表す構成概念が適正であるかどうかを構成概念妥当性という．すなわち，適切に測定できているか，統計的手法を用いて検証する．

　ある栄養教育プログラムの有効性を評価する場合，評価結果がその栄養教育プログラムによってもたらされたものと判断してよいか（内的妥当性），その評価結果をほかの栄養教育プログラムにおいても適用してよいか（外的妥当性）を考慮する必要がある．

①内的妥当性

　　内的妥当性とは，評価結果に対し，その原因が実施された教育にあるかどうか，という指標である．実施された教育によってもたらされた度合いが大きいとき，内的妥当性が高いと表現する．内的妥当性については，対象を2つの集団に分ける場合，無作為割付により，両者の性質が等質であることが保証され，比較検討が可能になる．内的妥当性は，表3.6.3 に示す要因によって影響を受ける．

表3.6.3　内的妥当性に影響を与える要因

要因	具体的内容
時間経過の影響	評価が長期にわたると，対象集団の社会的環境などが変化し，学習者がその影響を受け，教育プログラムとは別に，評価結果に影響を与えることがある．
成熟による効果	時間経過に伴い，学習者の成長や経験，独立などが結果に反映されることをいう．
評価方法による影響	質問紙の様式や方法が変わる（たとえば集合調査法から郵送法へ）ことや，教育観察者の基準が途中で変わったりすることなどは評価結果に影響する．
平均への回帰	ある標本集団の平均値が母集団の平均値と大きく離れていた場合，1回目に比べ2回目の測定の平均値は母集団の平均値に近づくことをいう．これを教育効果と見誤らないようにする．
脱落	教育実施途中に脱落者がたくさん出た場合に，脱落者を除いた教育評価は妥当性が低くなる．
選択	介入群と対照群の割付が無作為でない場合，たとえば介入群の意欲が事前においてすでに高いことがある．
テスト効果	評価データを得るために調査を繰り返すことによって，学習者が調査項目から知識を得たり，この行動が望ましいというようにわかるようになりポストテストの回答に反映される．

（武藤孝司，福渡　靖：健康教育・ヘルスプロモーションの評価，篠原出版，1996）

表3.6.4 外的妥当性に影響する要因

対象の一般化に関する要因	
抽出バイアス	無作為抽出の場合を除いては，標本から得られた結果を母集団全体に一般化することは不適切である．
推理の誤り	標本調査による結果を標本の属する母集団以外（異年齢集団など）に適用したり，評価研究を実施した条件（季節など）以外に適用することは，統計的推論ではなく，単なる推理にすぎない．
予備調査から本調査への一般化に関する要因	
反応効果	予備調査と本調査の条件（測定者の方法への習熟度）が同一でない場合，予備調査の本調査への一般化は問題である．

(春木　敏編：エッセンシャル栄養教育論，医歯薬出版，2006)

表3.6.5 信頼性に影響する要因

要因	概要
対象者の疲労度	課題に繰り返し取り組むことによる，対象者の疲労度
対象者の動機	動機付けの程度による，プログラム・試験参加への協力態度
対象者の学習効果	同じ対象者に，同一の方法により，プログラム・試験を繰り返した場合の学習効果
対象者の能力	対象者が本来もっている，知識や技術による違い
評価者の技能	評価する側のスキル・テクニック・再現性の程度
評価者の変更	評価者自体が変更することによる影響
試験環境	プログラム・試験実施の際の物理的（照明・音など）影響

(逸見幾代，佐藤香苗編著：三訂　マスター栄養教育論，建帛社，2020，p.106，表3-24)

② 外的妥当性

　　外的妥当性とは，得られた結果を一般に適用できるか，ほかのケースに応用できるかどうかの指標である．この場合は，無作為抽出が行われていることが前提となる．外的妥当性については，たとえば異なる食事調査方法で行われた結果の比較は困難である．患者集団などは，母集団から無作為に抽出されていないので，偏っている可能性があり，外的妥当性は保証されていない．外的妥当性は表3.6.4に示す要因によって影響を受ける．

　　外的妥当性を検証するには，統計的な分布を調べ，既存の統計データとの比較検討をしなければならない．そのため，ほとんどの場合で厳密に外的妥当性を保証することは難しい．現実的には，このような問題が存在することを理解して，外部の結果と比較することが重要である．

2）信頼性

　信頼性とは，その評価デザインが信頼できるかという指標を指す．すなわち，同一現象に対する繰り返し測定の間に見られる測定値の一貫性のことであり，安定性，再現性ともよばれる．信頼性に影響する要因として，対象者に起因するもの，評価者に起因するもの，その他に分けられる．信頼性は，表3.6.5に示す要因によって影響を受ける．

3）バイアス

得られた教育効果が妥当なものであるかどうかは，評価において重大な事柄である．一般に評価の妥当性を脅かすものとして，バイアス，偶然，反応効果があげられる．

バイアス（偏り）とは，評価にあたって生じる系統的な誤差または差異をいう．バイアスは妥当性，信頼性に大きく影響する要因であり，測定結果を誤って評価してしまう原因となるため，あらかじめ除いておかなければならない．プログラムの計画時で，バイアスの生じ得る状況を想定して，その影響を予防する努力が重要である．バイアスの原因にはさまざまあり，おもなものに抽出（サンプリング）バイアス，選択バイアス，測定バイアス，交絡バイアスがある．

①抽出（サンプリング）バイアス

　　教育対象者を母集団から抽出するときに生じるバイアスで，無作為抽出を除いていずれの抽出法でも生じる．

②選択バイアス

　　介入群とコントロール群の間に見られる性・年齢・居住地などの基本的属性による差異である（無作為割付の場合を除く）．対象者の選択が適切でないため生じるバイアスである．基本的属性を一致させるマッチングという方法によってある程度コントロールできる．

③測定バイアス

マッチング（matching）
　教育実施群の各標本に対して，性，年齢，居住地などの基本的属性が同一の人を選んで対照群とする方法である．

　　データの収集方法や対象者の知識などに起因するもので，情報バイアスの一種である．介入群とコントロール群の測定に伴う誤差をいい，介入群においては教育のなかで測定されることから望ましい測定条件が得られる．一方，対照群では測定のための測定となるため，必ずしもよい測定条件でないことから生じるバイアスである．可能な限り介入群に近い測定状況をつくることで，ある程度コントロールできる．

④交絡バイアス

　　測定している因子以外の背景要因によって教育結果が影響を受ける場合のバイアスをいう．たとえば，教育内容の一部をコントロール群が別の機会に受けているというような場合に生ずるバイアスである．

4）反応効果

学習者が教育者や教育評価者，評価方法に対して何らかの反応をすることによって，教育評価の妥当性に影響を与えることがある．これを反応効果といい，教育実施にあたり注意が必要である．教育担当者が教育効果を期待するあまり，学習者に対して誘導するような態度や行動をとることにより，結果に反映され効果が生じることがある．また，評価データを得るために調査を繰り返すと，学習者が調査項目から知識を得たり，望ましい行動がわかるようになり，それがポストテストの回答に反映され効果が生じることがあ

表3.6.6　反応効果を軽減する方法

盲検法	学習者に介入群と対照群の区分をわからないようにしておく方法
二重盲検法	教育テーマごとに，教育者と学習者の組み換えをすることによって評価対象をわからなくする方法
三重盲検法	学習者をコーディングし，データ収集を間接的にすることによって学習者，教育担当者，評価者の反応効果をなくする方法
評価法の工夫	一方向ミラーを用いたり，評価者が学習者のなかに入って評価することによって，それぞれの反応効果をなくする方法

（丸山千寿子，足立淑子，武見ゆかり編：栄養教育論（健康・栄養科学シリーズ），南江堂，2015，p.169，表9-7）

る．反応効果に対しては，表3.6.6の方法によって影響度を低下させることができる．

参 考 文 献

田中耕治編：よくわかる教育評価，p.58，ミネルヴァ書房，2012

赤松利恵編：栄養教育スキルアップブック，化学同人，2009

中村丁次，外山健二，笠原賀子編著：管理栄養士講座 栄養教育論 第3版，建帛社，2020

逸見幾代，佐藤香苗編著：三訂 マスター栄養教育論，建帛社，2020

McKenzie, J. F. et al.：Planning, Implementing & Evaluating Health Promotion Programs: A Primer, 5th Edition, p.295, Pearson, 2009

中山玲子，宮崎由子編：栄養教育論 第6版（新食品・栄養科学シリーズ），化学同人，2021

川田智恵子，村上 淳編：ガイドライン準拠 エキスパート管理栄養士養成シリーズ 栄養教育論 第2版，化学同人，2016

3.7　栄養教育マネジメントで用いる理論やモデル

● 3.7.1　プリシード・プロシードモデル ●

プリシード・プロシードモデル（Precede-Proceed model）は，ヘルスプロモーションの計画，実施，評価に関するモデルである．公衆衛生の分野で活用されている．図3.7.1のとおり，ヘルスプロモーションの過程を8つに段階に分けて考え，最初の4つの段階をプリシード（Precede），後の4つの段階をプロシード（Proceed）とよぶ．

プリシードは，プログラムのアセスメントの過程を示しており，これらはベースライン値になる．一方，プロシードは評価の過程を示している．第6段階のプロセス評価とプログラム企画段階の企画評価を合わせて形成的評価（formative evaluation）とよび，その結果はプログラムの見直し・改善に活用される．一方，第7段階の影響評価と第8段階の結果評価は総括的評価

プロセス評価
　プログラムの参加率や予定通りプログラムが実施されているかを評価すること．

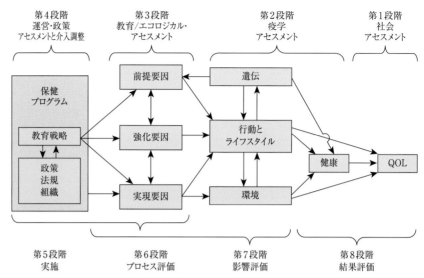

図 3.7.1 プリシード・プロシードモデル

前提要因（準備要因）：個人あるいは集団の知識，態度，信念，価値観，認識など．
強化要因：行動を強化する報酬や他者からのフィードバックなど．
実現要因：行動の実現に関する地域の資源など．
（グリーン，L. W., クロイター，M. W. 著，神馬征峰訳：実践ヘルスプロモーション，
医学書院，2005 より）

（summative evaluation）とよばれる．総合的評価（comprehensive evaluation）は，形成的評価と総括的評価を総合した評価である．

プリシード・プロシードモデルでは，最終的な目標を健康ではなく，QOL（生活の質）にしているところが特徴的である．また，QOL や健康を改善するために，どのような働きかけをしたらいいのか，環境や遺伝的要因も含め，生態学的な視点で考えていることも特徴である．

● 3.7.2　ソーシャルマーケティング ●

ソーシャルマーケティング（social marketing）は，商業分野で活用されている手法を社会とその地域の人々の福祉の向上のために応用した手法である．健康教育においてソーシャルマーケティングを活用する場合，学習者の健康維持増進を目指して活用される．

商業分野で使われているマーケティングとソーシャルマーケティングの違いとして，①もうけを重視しない，②行動変容を目的とする，③行動変容を行う学習者が主要な役割をもっている，ことがあげられる．

ソーシャルマーケティングでは，マーケティング・ミックスとよばれる 4 つの項目を考え，計画，実施を進める．これは英語の単語の頭文字をとって 4P とよばれる（表 3.7.1）．

商業分野で製品をつくって売る際，消費者の意見を取り入れるように，栄養教育においても，良い食習慣を押しつけるのではなく，学習者の意見を取

表3.7.1　ソーシャルマーケティングの4P

項目	健康教育における内容と例
プロダクト（Product，製品）	広めたい行動や考え方（例：野菜を食べる）
プライス（Price，値段）	行動を起こすときのコストや障害．（例：野菜の値段が高い，調理するのが面倒）
プレイス（Place，場所）	行動を実行する場所（例：野菜料理が食べられるレストラン）
プロモーション（Promotion，販売促進）	行動を促す工夫（例：野菜を食べることの良いイメージをメディアを活用して広める）

り入れ，栄養教育の計画，実施を行っていくことが，ソーシャルマーケティングでは重要視される．

● 3.7.3　生態学的モデル ●

　生態学的モデル（ecological model）とは，人の行動には多様なレベルの影響を受けることを基本としたモデルである（図3.7.2）．効果的な行動変容アプローチは，1つのレベルだけでなく，総合的なレベルからアプローチが必要だと考える．たとえば，学校で，子どもたちの健康的な食生活を推進した場合，子どもの知識や態度といった個人内レベルに働きかけるだけでなく，個人間レベルである友人や家族，さらには組織レベルである学校全体の食育に対する方針や給食時間のあり方にもアプローチする必要がある．さらに，学校は地域レベルや国レベルの影響を受けている．つまり，地域の食育計画や食環境，食育に関する法や制度は，子どもたちへ間接的に影響することが大きい．したがって，多様なレベルの専門家と協力して行うことが大切である．

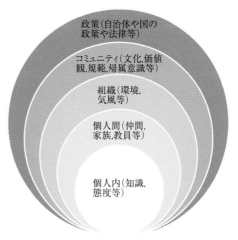

図3.7.2　生態学的モデル（エコロジカルモデル）
（MeLeroy et al., 1988）

4. ライフステージ・ライフスタイル別 栄養教育の展開

　人が誕生してから一生を終えるまでに妊娠，分娩，発育，加齢などにより身体の構造，機能，栄養状態は大きく変化する.

　本章では，その特徴をふまえて各ステージおよび傷病者，障がい者の栄養教育を理解し，実践の場においても活用できるようにする.

4.1　妊娠・授乳期の栄養教育

■到達目標
①妊娠・授乳期の生理的な変化を理解する
②妊娠・授乳期に関する指針やガイドラインを理解し，栄養教育プログラムの作成に活用できる
③妊娠・授乳婦を支援する環境を理解する

● 4.1.1　妊娠・授乳期の栄養教育の特徴 ●

a.　妊娠期

　妊娠期は，母体のなかで命を育む大切な時期である. 胎児の成長にあわせて，ホルモン分泌などが大きく変化し，母親は身体的，精神的に大きな影響を受ける. この時期，胎児の成長は母親が胎盤を通して与える栄養だけに頼っており，たばこやアルコールの影響も大きく，母親の生活状況が胎児の健康のみならず，出産後の母体の健康状態をも左右する. 一方でつわりによる食欲不振や妊娠高血圧症候群など，この時期特有の状態に対する適切な栄養教育が必要となる. また感情的にも，妊娠の喜びと不安感が交錯するアンビバレントな状態であることをよく理解して栄養教育を行うことが大切である.

b.　授乳期

　分娩後，母体が非妊時の状態に戻るまでの1〜2か月間を産褥期という. 分娩後12〜24時間後には母乳の分泌が始まり，授乳を開始する. この時期の母乳を初乳といい，そのなかに含まれる多量の塩類が新生児の胎便を排泄させ，高濃度に含まれる免疫物質のために，感染症の発症率を低下させる作

初乳と成熟乳
　分娩後〜10日程度までの母乳を初乳といい，そのなかに含まれる多量の塩類が新生児の胎便を排泄させ，高濃度に含まれる免疫物質のために，感染症の発症率を低下させる作用がある. それ以降の母乳を成熟乳とよぶ.

アンビバレントな状態
　「期待と不安」など相反する気持ちを同時に感じている状態.

マタニティマーク
　妊産婦に対して理解のある環境を整えることは重要である. しかし妊娠初期には外見からは妊娠していることがわかりづらいことから，周囲からの理解が得られにくい. そのため，2006（平成18）年に厚生労働省

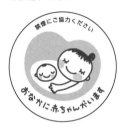

つわり
　妊娠初期に見られる一過
性の悪心・嘔吐，食欲不振
などの消化器症状をつわり
という．妊娠4か月頃には
ほとんど消失する．つわり
の程度が重症化したものを
妊娠悪阻といい，高度なつ
わり症状，脱水と飢餓状態
を示す．

用がある．分娩後約10日たつと，母乳は成熟乳となり，母乳の成分は個人差があるものの安定してくる．また，母乳の　吸啜　はオキシトシンの分泌を促し，子宮の収縮を促進させる作用をもつ．しかし感染症や母乳の分泌状況により，母乳が与えられない場合は育児用ミルクを利用する．母乳の場合でも，育児用ミルクを利用する場合でも，授乳は母子のスキンシップを通して健やかな母子関係を築き，乳児の精神的な発達にも影響する大切な過程であることを頭に置きながら，適切な支援を行う．

● 4.1.2　妊娠・授乳期の栄養教育の課題 ●

a. 妊娠前・中の食生活

　最近の若い女性の食生活は，欠食の増加や食に関する知識や技術の不足などから，エネルギー不足や栄養素の偏り，やせすぎなどが問題となっている（p.143のバーカー説参照）．妊娠したときに，これまでの食習慣を急に変化させるのは簡単ではないが，妊娠を機に，食生活の重要性を認識することが大切である．妊娠前からバランスの良い食生活を確立できるように栄養教育を行うことが課題となっている．妊娠中はつわりにより食欲が低下するが，無理に食べようとせず，食べやすいものを少量ずつ，回数を多く摂るようにする．妊娠中は胎児の成長にあわせて，必要なエネルギーおよび栄養素をバランス良く摂取する．以下に述べる適切な体重管理や妊娠高血圧症候群の予防など，妊娠時に特有の状態を理解したうえで，個人それぞれの状態に応じた栄養教育を行うことが必要である．

b. 体重管理

　妊娠期の体重増加量が少なすぎたり多すぎたりすると，母子の健康に影響を及ぼす．妊娠期の体重増加量が著しく少ない場合は，低出生体重児分娩，切迫流産，切迫早産のリスクが高まる．逆に著しく多い場合には，前期破水や妊娠高血圧症候群（妊娠中毒症），巨大児分娩，帝王切開分娩，分娩時の出血量過多，羊水混濁・胎児心拍数異常のリスクが高まる．望ましい体重増加量は妊娠前の体格によって異なる（表4.1.1）．

表4.1.1　妊娠中の体重増加指導の目安[1]

妊娠前の体格[2]	BMI	体重増加量指導の目安
低体重	18.5 未満	12〜15 kg
普通体重	18.5 以上 25.0 未満	10〜13 kg
肥満（1度）	25.0 以上 30 未満	7〜10 kg
肥満（2度以上）	30 以上	個別対応（上限5 kg までが目安）

[1]「増加量を厳格に指導する根拠は必ずしも十分ではないと認識し，個人差を考慮し
　たゆるやかな指導を心がける．」（産婦人科診療ガイドライン編，2020，CQ 010 よ
　り）
[2] 体格分類は日本肥満学会の肥満度分類に準じた．
（厚生労働省：「妊産婦のための食生活指針」改定の概要，2021）

c. 鉄欠乏性貧血

妊娠期には月経による鉄の損失はないが，胎児中，臍帯および胎盤中への鉄の貯蔵が増加し，赤血球の膨張により鉄の需要が高まる．妊娠前の鉄貯蔵量が少ない場合や妊娠中期から末期にかけて鉄の摂取量が少ない場合には，鉄欠乏性貧血を起こすことがあるので，妊娠前からバランスのとれた食事を心がける．鉄と同時にたんぱく質や葉酸の摂取も増やすようにする．

d. 特定栄養素の過剰・不足摂取

ビタミン A は胎児の成長に不可欠なビタミンであるが，過剰摂取により先天奇形が増加することが報告されている．日本人の食事摂取基準 2020 年版では，18〜29 歳女性のビタミン A の耐容上限量を 1 日 2,700 μgRE としている．食事から摂取する場合は，この上限量を超えることはほとんど考えられないが，栄養機能食品やサプリメントなどでビタミン A を摂取している場合は，上限量を超えないように注意する．

葉酸は造血に作用する水溶性ビタミンで，妊娠期には推奨量として 240 μg の付加量が必要とされている．葉酸は神経管閉鎖障害の発症リスクを低減させることが報告されており，日本人の食事摂取基準 2020 年版では，注意事項として，妊娠を計画している女性は 1 日 400 μg のプテロイルモノグルタミン酸（食事性葉酸として 800 μg）の摂取を推奨している．

e. 妊娠高血圧症候群（妊娠中毒症）

妊娠 20 週以降，分娩後 12 週までに高血圧が見られる場合，または高血圧にたんぱく尿を伴う場合のいずれかで，かつこれらの症候が偶発合併症によらないものを妊娠高血圧症候群という．肥満は妊娠高血圧症候群のリスクを高めるので，妊娠期の体重管理を適切に行うことが大切である．

f. 妊娠時糖代謝異常

妊娠中に発症したか，または初めて認識された耐糖能低下をいう．分娩後に耐糖能が正常になる場合と，将来耐糖能異常に進展する場合があり，分娩後に改めて耐糖能の再評価と長期の反復検査を行う必要がある．

g. 授乳期の食生活の問題点

授乳期は育児負担により，生活が不規則になりがちであるが，母乳の成分組成は授乳期の母親の食生活の影響を受けやすいので，バランスのとれた食事内容を規則正しく摂るように指導する．また，睡眠不足や運動不足などの生活状況や産後うつなどの心理状況にも注意する．食事摂取基準 2020 年版では，授乳期にはカルシウムの付加量は必要ないとされている．しかし 20 歳代女性と 30 歳代女性のカルシウム摂取量は，推奨量を下回っているという調査結果が報告されており，カルシウムを多く含む食品を積極的に取り入れる必要がある．また，アレルギー疾患のハイリスク児に対して，妊娠中や授乳期にアレルギー性疾患の発症を予防するために食物制限を行うことには現在十分な根拠がないため，やみくもに制限する必要はないが，アレルギー

魚介類に関する注意
魚介類は良質なたんぱく質，多価不飽和脂肪酸やカルシウムなどの微量栄養素の供給源である．しかし，自然界に存在する水銀（メチル水銀）を食物連鎖の過程でその体内に蓄積するため，一部の魚介類には水銀濃度が高いものがある．魚介類を通じた水銀摂取が胎児に影響を与える可能性が報告されており，妊娠期には一部の魚介類を注意して摂取するよう注意喚起がされた．

カルシウムの付加量
食事摂取基準 2020 年版では，妊娠期と授乳期にはカルシウムの付加量は必要ないとされている．「妊産婦のための食事バランスガイド」では，妊娠初期と中期には牛乳・乳製品は基本の 2 つ（SV）に付加はなく，妊娠末期および授乳期に 1 つ（SV）の付加を推奨している．

の家族歴がある場合は主治医に相談し，個別に対応する．母乳中の脂肪濃度は妊娠中の最大 BMI と強い正の相関が見られるため，妊娠期に体重増加量が不足したり，多すぎたりしないように，妊娠中の体重管理にも気をつける．

● 4.1.3　妊娠・授乳期の栄養教育の方法 ●

妊娠・授乳期の栄養教育は，母親学級などの集団指導と検診時などの個別指導を組み合わせた形で栄養教育が行われている．2006（平成 18）年に厚生労働省から，妊娠期および授乳期における望ましい食生活の実現に向け，何をどれだけどのように食べたらよいかをわかりやすく伝えるために，「妊産婦のための食生活指針」が策定された．2021（令和 3）年には「妊娠前からはじめる妊産婦のための食生活指針」として改定された（表 4.1.2）．食

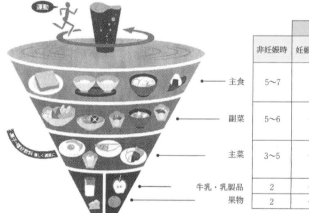

		1日分付加量		
	非妊娠時	妊娠前期	妊娠中期	妊娠後期授乳期
主食	5〜7	−	−	+1
副菜	5〜6	−	+1	+1
主菜	3〜5	−	+1	+1
牛乳・乳製品	2	−	−	+1
果物	2	−	+1	+1

図 4.1.1　妊産婦のための食事バランスガイド

このイラストの料理例を組み合わせると，おおよそ 2,200 kcal になる．非妊娠時・妊娠初期（20〜40 歳女性）の身体活動レベル「ふつう（Ⅱ）」以上の 1 日分の適量を示している．非妊娠時・妊娠初期の 1 日分を基本とし，妊娠中期，妊娠後期・授乳期の人はそれぞれの枠内の付加量を補うことが必要である．
（厚生労働省および農林水産省が食生活指針を具体的な行動に結びつけるものとして作成・公表した「食事バランスガイド」（2005 年）に，食事摂取基準の妊娠期・授乳期の付加量を参考に一部加筆）

表 4.1.2　妊産婦のための食生活指針

妊娠前からはじめる妊産婦のための食生活指針
妊娠前から，バランスのよい食事をしっかりとりましょう
「主食」を中心に，エネルギーをしっかりと
不足しがちなビタミン・ミネラルを，「副菜」でたっぷりと
「主菜」を組み合わせてたんぱく質を十分に
乳製品，緑黄色野菜，豆類，小魚などでカルシウムを十分に
妊娠中の体重増加は，お母さんと赤ちゃんにとって望ましい量に
母乳育児も，バランスのよい食生活のなかで
無理なくからだを動かしましょう
たばことお酒の害から赤ちゃんを守りましょう
お母さんと赤ちゃんのからだと心のゆとりは，周囲のあたたかいサポートから

（厚生労働省：妊娠前からはじめる妊産婦のための食生活指針，2021）

生活指針の骨格となる健康づくりのために望ましい食事は，「日本人の食事摂取基準（2020 年版）」および「食事バランスガイド」を基本として考えられており，「妊産婦のための食事バランスガイド」も示された（図 4.1.1）.

● 4.1.4　リプロダクティブヘルスと栄養教育 ●

　1994（平成 6）年にエジプトのカイロで開かれた国際人口開発会議で採択された行動計画のなかで示された概念である．リプロダクティブヘルスとは「性と生殖に関する健康」と訳され，人間の生殖システムの機能と過程において，単に疾病，障害がないだけでなく，身体的，精神的，社会的に完全に良好な状態にあることを指す．人々が安全で満ち足りた性生活を営むだけでなく，子どもを生むか生まないか，いつ生むか，何人生むかを決める自由をもつことを意味する．「性と生殖に関する権利」をリプロダクティブライツという.

● 4.1.5　子育て支援と栄養教育 ●

　子育て支援のなかで，栄養教育の果たす役割は非常に大きい．平成 17 年度乳幼児栄養調査によると，母親が授乳や食事についてもっとも不安だった時期は出産直後であった．その後不安感は徐々に減少するが，生後 4～6 か月になると再び不安だったと感じている割合が増加してくる．出産直後は育児全般および授乳への不安感が非常に強く，出産直後からすぐに出産施設や家庭で支援ができる体制づくりが大切である.

　4～6 か月頃になると離乳が始まり，離乳の開始時期や離乳食に対する不安が再び大きくなってくる．授乳期および離乳期は母子の健康にとって大切な時期であるがこのように不安感も大きく，適切な支援が必要とされる．子育て支援は，行政機関や医療施設などの産科医師，助産師，小児科医師，保健師，管理栄養士などの多くの保健医療従事者がかかわっている．妊産婦や子どもにかかわる保健医療従事者が所属する施設や専門領域が異なっても，基本的事項を共有化し，支援を進めていく資料として，2007（平成 19）年に「授乳・離乳の支援ガイド」が策定された．2019 年には改訂版が策定された.

　妊娠・授乳期の栄養教育では，アセスメント時に対象者が不安に感じている気持ちを受け止める態度で接することが大切である．対象者に必要な知識やスキルなどの個人要因を聞き取るだけではなく，家族や地域の状況などの環境要因についても把握する（表 4.1.3）．栄養教育プログラムを計画する場合，個々の状況に応じた個人指導とともに，グループダイナミクスが期待できる集団指導も取り入れるようにする．核家族化が進み，気軽に相談できる場が減っている環境では，妊婦・授乳婦がお互いの悩みを共有する場を設けることで，子育ての不安を減らすことが期待できる.

表4.1.3　妊娠・授乳期のアセスメントのための調査項目例

アセスメント項目		妊娠期	授乳期
個人要因	基本的情報	年齢，妊娠週数，出産回数，病歴，家族構成など	年齢，子どもの月齢，家族構成など
	QOL	妊娠や出産に対する不安感	育児に関する不安感
	健康・栄養状態	身長，体重，BMI，臨床検査値 自覚症状（食欲，はきけ，悪阻，むくみ，腹痛など）	授乳婦の身長・体重，BMIなどの変化 授乳状況 自覚症状（疲労感など）
	食行動，食習慣，関連行動	食事摂取内容，欠食の情報，食事時間，飲酒，喫煙など	
	知識，意識，スキル	妊娠時の適正な体重変化の知識，食生活の改善への意欲，バランスのとれた食事をつくるスキル	母乳育児に対する考え方，授乳方法のスキル，乳児の発達に応じた離乳食の知識やスキル
環境要因	生活環境，職場環境，経済状況など	家族や周りの人のサポート状況 職場における配慮の有無	家族や周りの人の育児へのかかわり方 職場における配慮の有無
	食物のアクセス	食材の購入場所，母子で入りやすい外食店の数など	
	情報のアクセス	母子健康手帳 妊婦教室などの情報を得る機会	母子健康手帳 乳児健診などの情報を得る機会

妊娠・授乳期の栄養教育プログラム例

○知識・意識・スキルを高めるプログラム

　①妊娠・授乳期の体の変化についての講義を行う

　②講演会で，母乳育児の大切さを伝える．

　③妊娠中の体重管理の方法を個人面接で教える．

　④発達に応じた離乳食について説明する．

　⑤授乳などの育児方法を体験教室で体験する．

　⑥料理教室で，妊娠・授乳期の料理のつくり方を学ぶ．

○グループダイナミクスが期待できるプログラム

　①妊娠・授乳期のグループで，情報交換を行う場を設ける．

　②すでに妊娠・授乳を経験した人から，経験談を聞く場を設ける．

○環境整備を目的としたプログラム例

　①妊婦・授乳婦の家族も参加できる場（個別指導，集団指導）を設ける．

　②県や市町村の相談窓口を紹介する．

　③妊娠・授乳期の食事や健康について学習している自主グループを紹介する．

　④妊娠・授乳期に関する講演会や体験会を紹介する．

4.2 乳幼児期の栄養教育

■到達目標
①乳幼児期の成長と発達の過程を理解する
②乳幼児期の発達に応じた栄養教育プログラムを作成できる
③子育てを支援する環境について理解する

● 4.2.1　乳幼児の栄養教育の特徴 ●

　乳幼児期は人の一生のなかで成長・発達がもっとも著しい時期である．乳児期は授乳期から離乳期を経て，基本的な食習慣を形成していく非常に大切な時期である．授乳期には慣れない育児や授乳の不安に対しても，適切な支援を行っていく必要がある．離乳期には乳汁のみの栄養摂取から固形食からの栄養摂取へ移行していく．この時期には，いろいろな食べ物の味や香りを経験することで，五感が養われていく．また幼児期には身体的成長とともに精神的発達も大きく，食を通じて人とのかかわりを学習し，社会的に成長する時期である．

● 4.2.2　成長発達と栄養教育 ●

a. 乳児期

　咀しゃく機能の発達は，哺乳反射によって乳汁を摂取することから始まる．哺乳反射のおもな反射は吸啜反射といい，口のなかに入ったものを何でも吸う動作を行う．生後1〜2か月の新生児期には，この吸啜反射を拒否する力は未熟で，胃の容量よりも多く吸ったときや胃が押されたときなどには，乳汁を吐いたり，溢乳が起こったりする．生後3〜4か月頃になると，乳児が哺乳量を調節できるようになってくる．生後4〜5か月頃になると哺乳反射が消え始め，スプーンなどを口に入れても舌で押し出すことが少なくなる．さらに首の座りがしっかりして，支えてやると座ることができ，食物に興味を示す頃から離乳を開始する．離乳初期（5，6か月頃）には，口のなかに入ったものを舌の前後運動で口の奥へ送り，嚥下することを覚えていく．7，8か月頃になると，口の前の方を使って食べ物を取り込み，舌を上あごに押しつけて食べ物をつぶせるようになる．さらに舌の真ん中を窪ませて，押しつぶした食べ物をひとまとめにすることを覚えていく．またこの頃には乳歯が生え始め，9〜11か月頃には前歯や歯ぐきで食べ物をかじり取る動作ができるようになる．離乳の完了期（12〜18か月）には，前歯が8本生えそろい，食べ物を前歯でかみ取ることができるようになる．食べ物を手づかみで口へ運び，口へ詰め込みすぎたり，食べこぼしたりしながら，一口量を覚えていく．手づかみ食べが上手になるとともに，食具を使うことも覚

表 4.2.1 乳児期の発達

年齢[*]	発達の過程	食機能の発達
6か月未満	誕生後，母体内から外界への急激な環境の変化に適応し，著しい発達が見られる．首がすわり，手足の動きが活発になり，その後，寝返り，腹ばいなど全身の動きが活発になる．視覚，聴覚などの感覚の発達はめざましく，泣く，笑うなどの表情の変化や体の動き，喃語などで自分の欲求を表現し，これに応答的に関わる特定の大人との間に情緒的な絆が形成される．	食物に興味を示し，スプーンなどを口に入れても舌で押し出すことが少なくなるなど哺乳反射が消え始めたころから離乳を開始する．
6か月～1歳3か月未満	座る，はう，立つ，つたい歩きといった運動機能が発達すること，および腕や手先を意図的に動かせるようになることにより，周囲の人や物に興味を示し，探索活動が活発になる．特定の大人との応答的な関わりにより，情緒的な絆が深まり，あやしてもらうと喜ぶなどやり取りが盛んになる一方で，人見知りをするようになる．また，身近な大人との関係の中で，自分の意思や欲求を身振りなどで伝えようとし，大人から自分に向けられた気持ちや簡単な言葉がわかるようになる．食事は，離乳食から幼児食へ徐々に移行する．	離乳初期には，口に入った食べ物を舌の運動で送り，嚥下することを覚える．7，8か月ごろには，舌を使って食べ物をつぶしたり，口の中でまとめることを覚える．9～11か月ごろには，前歯や歯ぐきで食べ物をかじりとる動作ができるようになり，はぐきで食べ物をつぶせるようになる．
1歳3か月～2歳未満	歩き始め，手を使い，言葉を話すようになることにより，身近な人や身の回りの物に自発的に働きかけていく．歩く，押す，つまむ，めくるなど様々な運動機能の発達や新しい行動の獲得により，環境に働きかける意欲を一層高める．その中で，物をやり取りしたり，取り合ったりする姿が見られるとともに，玩具等を実物に見立てるなどの象徴機能が発達し，人や物との関わりが強まる．また，大人の言うことがわかるようになり，自分の意思を親しい大人に伝えたいという欲求が高まる．指差し，身振り，片言などを盛んに使うようになり，二語文を話し始める．	離乳の完了期には，前歯が生えそろい，食べ物を前歯でかみとることができるようになる．食べ物を手づかみで口へ運び，詰め込みすぎたり，食べこぼしたりしながら，一口量を覚えていく．手づかみ食べが上手になるとともに，食具を使うことも覚えていく．

[*]年齢は均一的な発達の基準ではなく，個々の発達に合わせる．（厚生労働省：保育所保育指針（平成24年改定），および授乳・離乳の支援ガイド（2019年改訂版）より抜粋）

えていく．

b. 幼児期

　身体面の発達は乳児期に次いで大きく，神経機能の連携がより発達する．細かい動作ができるようになり，スプーンや箸などの食具が自由に扱えるようになる．3歳頃になると乳歯20本が生えそろい，咀しゃく機能が発達して，大人と同じものを食べることができる．平成16年に策定された「食から始まる健やかガイド（『食を通じた子どもの健全育成（－いわゆる「食育」の視点から－）のあり方に関する検討会』報告書）」では，「楽しく食べる子ども」の姿を，「心と身体の健康」を保ち，「人とのかかわり」を通して社会的健康を培いながら，「食の文化と環境」とのかかわりのなかで，いきいきとした生活を送るために必要な「食のスキル」を身につけていく子どもの姿を目標としている（表4.2.1）．

● 4.2.3　乳幼児期の栄養教育の課題 ●

a. 保育と栄養教育の課題

　就学時前の乳幼児は保育所で1日の大半を過ごすことから，平成16年に厚生労働省は「楽しく食べる子どもに～保育所における食育に関する指針～」を発表した．また2008（平成20）年には保育所保育指針の3回目の改定が行われた．

　「保育所保育指針」は，保育所における保育の内容やこれに関連する運営に関する事項を定めたものである．旧保育指針の施行から，子どもの食生活

や生活リズムも変化している．また子育てへの不安感や共働き世帯の増加などの保護者の就労環境も変化している．子どもや保護者を取り巻くこのような環境の変化に伴い，8～10年ごとに改定が行われてきた．平成28年の改定では，「乳児・1歳以上3歳未満児の保育内容の充実化」「幼児教育の共通化」「食育の推進の見直し」「子育て支援」「職員の研修強化」の5つの内容の改善が示された．

「保育の内容の改善」では，「健康・安全のための体制充実」として，食育基本法の制定などを踏まえ，「食を営む力」の育成に向け，食育の推進が明記された．

b. 子育て支援と栄養教育の課題

子育て支援に関する最近の法制度を下記に示す．

①平成12年：「健やか親子21」（平成13～26年）

21世紀の母子保健の主要な取り組みを提示するビジョンとして取り組んだ国民運動計画．

②平成18年：認定こども園の創設（就学前の子どもに関する教育，保育等の総合的な提供の推進に関する法律，「認定こども園法」，平成24年改定）

認定こども園とは，教育と保育を一体的に行う施設である．法律で定められた認定基準を満たす保育園（児童福祉法）や幼稚園（学校教育法）は，都道府県から認定を受けることができる．

③平成24年：子ども・子育て支援法

我が国における急速な少子化の進行並びに家庭及び地域を取り巻く環境の

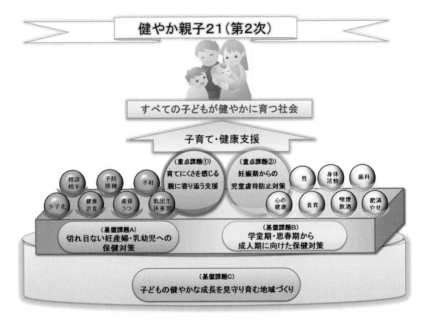

図 4.2.1　健やか親子21（第二次）のイメージ図
厚生労働省ホームページ（http://www.mhlw.go.jp/stf/houdou/0000044868.html）より引用

変化に鑑み，子ども・子育て支援給付その他の子ども及び子どもを養育している者に必要な支援を行い，子どもが健やかに成長することができる社会の実現に寄与することを目的とする法律が策定された.

④平成27年：「健やか親子21（第二次）」（〜令和6年）

「健やか親子21」の評価を検討し，10年後に目指す姿を「すべての子どもが健やかに育つ社会」とした国民運動計画．3つの基盤A〜Cと2つの重点的な課題を設定した（図4.2.1）．基盤A（切れ目ない妊産婦・乳幼児への保健対策）と基盤B（学童期・思春期から成人期に向けた保健対策）は従来から取り組んできた対策であるが，今回，基盤課題Aと基盤課題Bを広く下支えする環境づくりを目指すための課題として基盤課題Cを設定した．基盤課題A〜Cでの取り組みの中で，重点的に取り組むものとして，2つの重点課題（①育てにくさを感じる親に寄り添う支援，②妊娠期からの児童虐待防止対策）を設定した．

4.2.4 乳幼児期の栄養教育の方法

a. 乳児期

乳児期の栄養教育はおもに保護者に対して行われる．「授乳・離乳の支援ガイド」に示された授乳の支援のポイントとしては，母乳や育児用ミルクといった乳汁の種類にかかわらず，授乳を通して健やかな子どもを育てるという「育児」支援を進めることをねらいとしている．表4.2.2に授乳の支援のポイントを示す．離乳は月齢にかかわらず，個々の子どもの発達段階に応じて開始する．離乳の開始後1か月間は離乳食を飲み込むことと，その舌ざわりや味に慣れさせることを目的に，子どもの様子を見ながら，1さじずつ始めて，母乳や育児用ミルクは飲みたいだけ飲ませる．離乳が進むにつれ，1日2回食から3回食へ増やしていき，食事のリズムとともに生活リズムも整えていく．離乳期の後期には，自分でつかんで食べたいという意欲が芽生え，手づかみで食べ始める．「手づかみ食べ」は，食べ物を目で確かめて，物をつかんで，口まで運び，口に入れるという口と手と目の強調連動であり，食器や食具が上手に使えるようになっていく．離乳が進み，形ある食べ物をかみつぶすことができるようになり，エネルギーや栄養素の大部分が母乳または育児用ミルク以外の食物から摂れるようになると離乳の完了である．表4.2.3に「授乳・離乳の支援ガイド」による離乳食の進め方の目安を示す．

b. 幼児期

幼児期の栄養教育は保護者に対して行うと同時に，幼児自身も参加させる．エプロンシアターやペープサート，紙芝居などいろいろな媒体を用いて幼児に興味をもたせながら教育を行っていく．心身の発達とともに，「遊び食べ」「かめない（かまない）」「偏食」などの問題も起こってくる．原因は

表 4.2.2　授乳等の支援のポイント

※混合栄養の場合は母乳の場合と育児用ミルクの場合の両方を参考にする.

	母乳の場合	育児用ミルクを用いる場合
妊娠期	・母子にとって母乳は基本であり, 母乳で育てたいと思っている人が無理せず自然に実現できるよう, 妊娠中から支援を行う. ・妊婦やその家族に対して, 具体的な授乳方法や母乳 (育児) の利点等について, 両親学級や妊婦健康診査等の機会を通じて情報提供を行う. ・母親の疾患や感染症, 薬の使用, 子どもの状態, 母乳の分泌状況等の様々な理由から育児用ミルクを選択する母親に対しては, 十分な情報提供の上, その決定を尊重するとともに, 母親の心の状態に十分に配慮した支援を行う. ・妊婦及び授乳中の母親の食生活は, 母子の健康状態や乳汁分泌に関連があるため, 食事のバランスや禁煙等の生活全般に関する配慮事項を示した「妊産婦のための食生活指針」を踏まえた支援を行う.	
授乳の開始から授乳のリズムの確立まで	・特に出産後から退院までの間は母親と子どもが終日, 一緒にいられるように支援する. ・子どもが欲しがるとき, 母親が飲ませたいときには, いつでも授乳できるように支援する. ・母親と子どもの状態を把握するとともに, 母親の気持ちや感情を受けとめ, あせらず授乳のリズムを確立できるよう支援する. ・子どもの発育は出生体重や出生週数, 栄養方法, 子どもの状態によって変わってくるため, 乳幼児身体発育曲線を用い, これまでの発育経過を踏まえるとともに, 授乳回数や授乳量, 排尿排便の回数や機嫌などの子どもの状態に応じた支援を行う. ・できるだけ静かな環境で, 適切な子どもの抱き方で, 目と目を合わせて, 優しく声をかえる等授乳時の関わりについて支援を行う. ・父親や家族等による授乳への支援が, 母親に過度の負担を与えることのないよう, 父親や家族等への情報提供を行う. ・体重増加不良等への専門的支援, 子育て世代包括支援センター等をはじめとする困った時に相談できる場所の紹介や仲間づくり, 産後ケア事業等の母子保健事業等を活用し, きめ細かな支援を行うことも考えられる.	
	・出産後はできるだけ早く, 母子がふれあって母乳を飲めるように支援する. ・子どもが欲しがるサインや, 授乳時の抱き方, 乳房の含ませ方等について伝え, 適切に授乳できるよう支援する. ・母乳が足りているか等の不安がある場合は, 子どもの体重や授乳状況等を把握するとともに, 母親の不安を受け止めながら, 自信をもって母乳を与えることができるよう支援する.	・授乳を通して, 母子・親子のスキンシップが図られるよう, しっかり抱いて, 優しく声かけを行う等暖かいふれあいを重視した支援を行う. ・子どもの欲しがるサインや, 授乳時の抱き方, 哺乳瓶の乳首の含ませ方等について伝え, 適切に授乳できるよう支援する. ・育児用ミルクの使用方法や飲み残しの取扱等について, 安全に使用できるよう支援する.
授乳の進行	・母親等と子どもの状態を把握しながらあせらず授乳のリズムを確立できるよう支援する. ・授乳のリズムの確立以降も, 母親等がこれまで実践してきた授乳・育児が継続できるように支援する.	
	・母乳育児を継続するために, 母乳不足感や体重増加不良などへの専門的支援, 困った時に相談できる母子保健事業の紹介や仲間づくり等, 社会全体で支援できるようにする.	・授乳量は, 子どもによって授乳量は異なるので, 回数よりも 1 日に飲む量を中心に考えるようにする. そのため, 育児用ミルクの授乳では, 1 日の目安量に達しなくても子どもが元気で, 体重が増えているならば心配はない. ・授乳量や体重増加不良などへの専門的支援, 困った時に相談できる母子保健事業の紹介や仲間づくり等, 社会全体で支援できるようにする.
離乳への移行	・いつまで乳汁を継続することが適切かに関しては, 母親等の考えを尊重して支援を進める. ・母親等が子どもの状態や自らの状態から, 授乳を継続するのか, 終了するのかを判断できるように情報提供を心がける.	

(厚生労働省:授乳・離乳の支援ガイド 2019 年版, 2019)

表 4.2.3　離乳の進め方の目安

		離乳の開始 ➡ 離乳の完了			
		以下に示す事項は、あくまでも目安であり、子どもの食欲や成長・発達の状況に応じて調整する。			
		離乳初期 生後5〜6か月頃	離乳中期 生後7〜8か月頃	離乳後期 生後9〜11か月頃	離乳完了期 生後12〜18か月頃
食べ方の目安		○子どもの様子をみながら1日1回1さじずつ始める。 ○母乳や育児用ミルクは飲みたいだけ与える。	○1日2回食で食事のリズムをつけていく。 ○いろいろな味や舌ざわりを楽しめるように食品の種類を増やしていく。	○食事リズムを大切に、1日3回食に進めていく。 ○共食を通じて食の楽しい体験を積み重ねる。	○1日3回の食事リズムを大切に、生活リズムを整える。 ○手づかみ食べにより、自分で食べる楽しみを増やす。
調理形態		なめらかにすりつぶした状態	舌でつぶせる固さ	歯ぐきでつぶせる固さ	歯ぐきで噛める固さ
1回当たりの目安量					
Ⅰ	穀類（g）	つぶしがゆから始める。 すりつぶした野菜等も試してみる。 慣れてきたら、つぶした豆腐・白身魚・卵黄等も試してみる。	全がゆ 50〜80	全がゆ 90〜軟飯80	軟飯90〜 ご飯80
Ⅱ	野菜・果物（g）		20〜30	30〜40	40〜50
Ⅲ	魚（g）		10〜15	15	15〜20
	又は肉（g）		10〜15	15	15〜20
	又は豆腐（g）		30〜40	45	50〜55
	又は卵（個）		卵黄1〜 全卵1／3	全卵1／2	全卵1／2〜 2／3
	又は乳製品（g）		50〜70	80	100
歯の萌出の目安			乳歯が生え始める。	1歳前後で前歯が8本生えそろう。	
					離乳完了期の後半頃に奥歯（第一乳臼歯）が生え始める。
摂食機能の目安		口を閉じて取り込みや飲み込みが出来るようになる。	舌と上あごで潰していくことが出来るようになる。	歯ぐきで潰すことが出来るようになる。	歯を使うようになる。

※衛生面に十分に配慮して食べやすく調理したものを与える

個々に異なるので，一様の対応をするのではなく，なぜそのような問題行動が起こるのかよく観察したうえで，教育・支援を行っていく．また，う蝕予防にも気をつけて，甘い食品の摂取量のコントロールや歯のブラッシングを行っていく．

4.3 学童期の栄養教育

■到達目標（point）
①学童期の食事と発育の関連に基づいた栄養マネジメントについて説明できる
②学童期の特徴的な食習慣，生活習慣について説明できる
③学校を拠点とした食育と栄養教育には，校長や教諭，保護者など多くの連携が必要であることを理解する

4.3.1　学童期の栄養教育の特徴と留意点

学童期は，小学1〜6年生の児童を指し，重要な食生活の営みを身につけていく時期である．

a. 生涯でもっとも多くの栄養素が必要となる時期

低学年の身長の伸びは，幼児期と同程度の5 cm/年であるが，高学年になると第二発育急伸期に入るため，男子は，7〜7.5 cm/年，女子は7 cm/年と急激な伸びを示す．また，身長が伸びる伸長期と体重が増加する充実期が交互に現れるか，女子が第二発育急伸期に早く入るため，身長の男女逆転現象が起きる（表4.3.1）．このような著しい成長を支えるエネルギー，たんぱく質，ミネラル，ビタミン類などの栄養素が，個体あたりでもっとも多く必要な時期となるため，欠食，偏食に注意が必要である．

b. 永久歯が生えそろう時期

乳歯が永久歯に生え変わる時期であり，12歳までに28本の永久歯が生えそろう．ただ，生えて間もない永久歯は，歯質そのものが未熟であるため虫歯菌に対する抵抗力が弱く，初期の歯肉炎は，学童期から始まり年齢とともに増加するといわれる．よくかまない食事習慣，間食のタイミングや内容によっては，虫歯や歯肉炎を引き起こす．とくに，清涼飲料水のチビチビ飲み，アメやガムなど口腔内の停滞時間が長い食品は，口腔内が酸性に偏る時間が長くなるため注意が必要である．近年，虫歯や歯周病を起こす菌が，低体重児出産や糖尿病・脳卒中などの全身の病気と関連していることが報告されている．

c. 運動機能が充実してくる時期

技巧的な運動に加え，手先の精巧さ，速さが増す時期である．しかし，学童期の骨は力学的負荷に弱い軟骨が多いため，負荷の大きい運動の繰り返し

虫歯菌に対する抵抗力
　永久歯は，唾液中のリンやカルシウムが沈着することにより，生えてからも口のなかで時間をかけて成熟していく．そのため2年間程度は未成熟で酸に対する抵抗力が弱い．

表 4.3.1　児童・生徒の体格

		身長（cm）		体重（kg）		肥満傾向児*		痩身傾向児	
		男子	女子	男子	女子	男子	女子	男子	女子
小学校	6歳	116.5	115.5	21.3	20.8	3.74	3.93	0.41	0.48
	7歳	122.5	121.5	23.9	23.4	5.24	5.00	0.47	0.53
	8歳	128.1	127.3	26.9	26.4	6.7	6.31	0.79	0.98
	9歳	133.5	133.4	30.4	29.7	8.93	6.99	1.60	2.02
	10歳	138.9	140.1	34.0	33.9	9.77	7.42	2.81	2.71
	11歳	145.2	146.7	38.2	38.8	9.87	7.92	3.18	2.97
中学校	12歳	152.6	151.8	43.9	43.6	9.87	8.36	2.72	4.33
	13歳	159.8	154.9	48.8	47.3	8.37	7.69	1.80	3.49
	14歳	165.1	156.5	53.9	49.9	7.94	7.14	1.72	2.93
高等学校	15歳	168.8	157.1	59.0	51.5	11.34	7.82	2.62	2.40
	16歳	169.8	157.6	60.6	52.6	9.21	7.48	2.18	1.96
	17歳	170.7	157.9	62.5	53.0	10.22	7.75	2.07	1.57

　　　　　は，第二次性徴期を示す．　　　　　【平成 27 年度学校保健統計より】
*肥満傾向児とは，性別・年齢別・身長別標準体重を求め，肥満度が 20% 以上の者である．
肥満度 ＝ ［実測体重（kg）－身長別標準体重（kg）］/身長別標準体重（kg）× 100（%）
　※ 身長別標準体重（kg）＝ a ×実測身長（cm）－ b

身長別標準体重を求める係数と計算式

年齢係数	男		女	
	a	b	a	b
5	0.386	23.699	0.377	22.750
6	0.461	32.382	0.458	32.079
7	0.513	38.878	0.508	38.367
8	0.592	48.804	0.561	45.006
9	0.687	61.390	0.652	56.992
10	0.752	70.461	0.730	68.091
11	0.782	75.106	0.803	78.846
12	0.783	75.642	0.796	76.934
13	0.815	81.348	0.655	54.234
14	0.832	83.695	0.594	43.264
15	0.766	70.989	0.560	37.002
16	0.656	51.822	0.578	39.057
17	0.672	53.642	0.598	42.339

出典：公益財団法人日本学校保健会
「児童生徒等の健康診断マニュアル
平成 27 年度改訂版」

は，軟骨を傷め，成長に障害が出る可能性がある．骨の成長を支え，骨折を防ぎ，激しい運動によるスポーツ貧血を予防するために，カルシウムや鉄，たんぱく質をはじめとする栄養素の摂取に注意するとともに，多くの種類の運動を組み合わせるような配慮が必要である．

d.　食嗜好が完成する時期

　この時期に，規則正しい食事とその食べ方を習慣として身につけるようにすることが大切である．しかし近年，「楽しい食事」，「楽しく食べること」の理解が十分ではないため，「食事のマナーを無視して自由に食べること」が放任されすぎているのではないかという指摘もある．

　嫌いな食べ物が出たときの対応として，「我慢して食べる」の回答は，小学生で 45.4% と高いが，中学生では 30.7% に低下し，逆に「食べない」は，小学生で 7.8% と低いが，中学生では，22.3% と高くなることより，偏食の指導については，なるべく早い段階で取り組むことが重要であると推察される（2010（平成 22）年度「児童生徒の食生活実態調査」より）．

e.　精神的に成長する時期

　発達段階に準じて，自己中心的な考え方から，協調的な考えができるようになり，社会性，自立性そして自分を律する力が身につく時期になる．幼児期の大人社会から与えられる秩序（ルール）から，次第に同性の友人とのグループ活動が増加し，家庭生活より，学校生活，友人関係が中心となってくる．さらに高学年では第二次性徴期に入るため，男女の差も明確になり，異性に対しても意識するようになる．ただ，成長には個人差が大きく，自律神経系が不安定で身体的発達と精神的発達がアンバランスで不安定になりやす

規則正しい食事とその食べ方

　いつも食事のあいさつをする小学生男子は，72.5%，女子は 73.6% である．また正しい箸のもち方を知っているのは，小学生男子 53.5%，女子 56.3% であるが，親から箸のもち方を注意されるのは，小学生男子 23.2%，27.4% である．また学校給食を残す理由は，「嫌いなものがあるから」がもっとも多く（男子 68.9%，女子 65.1%），「給食時間が短い」は，男子 27.6%，女子 34.7% であり，安易に食べ物を残す傾向が伺える．

具体的操作期

　ピアジェ, J. の発達区分で6〜11歳頃にかけての知的発達を特徴づけるもの. 操作とは, ある行為を, 頭のなかでイメージとして思い描き, それを再生してその行為の結果がどのようになるかを想像できるようになることをいう. つまり具体的操作期は, 直接的・具体的な対象を用いて, 論理的思考が可能になる時期である. 成長とともに自分と他者の見える世界の違いや他者の視点から見るとどう見えるかを推測できるようになり, さらに長さ・物質量・数そして次第に面積や重さなどの保存の概念をもつようになる.

形式的操作期

　形式的操作期は, 具体的な物や出来事に依存せずにより抽象的な概念として頭のなかで思考ができるようになる.

小学生用食育教材「たのしい食事つながる食育」

　学校の教育活動全体を通じて活用されることによって, すべての児童が食に興味・関心をもち, 考えて行動する力を身につける, そのためすべての教職員がそれぞれの地域や学校にあわせて食育を展開できるよう, 文部科学省により作成された. 低学年, 中学年, 高学年用の3冊があり, 児童に配布されているとともに, ホームページからダウンロードできる.（https://www.mext.go.jp/a_menu/shotou/eiyou/syokuseikatsu.htm）

食べる時間の減少

　外遊びを含め運動を週5日以上しない児童や, 夜食を食べる児童が50%を上回り, 夜11時以降に就寝する者が約10%を占めるようになる. そのため朝食を食べない理由として, 「食欲がない」「食べる時間がない」をあげる児童が80%近くいる.

い時期である. そのような不安定さが, 食生活の乱れに結びつく場合もある.

　低学年は, 具体的な物を用いないと物事を理解することが難しい時期（「**具体的操作期**」）にあたり, 高学年になると, 物の助けを借りず頭のなかでいろいろな思考（抽象的・論理的）ができる時期（「**形式的操作期**」）になる. 栄養教育においても, 低学年では, 給食や食品および食品カードなどを用いて, 食べ物の名前や味, 働きについて学んだり, みんなで一緒に給食を食べることで, 仲間同士のモデリングやグループダイナミクスなど視覚や経験を通した学習を行い, 高学年では, 家庭科で学んだ内容について給食で確認したり, 給食メニューを調理実習し, さらに家庭で家族のためにつくってみるなど, 連続的な学習が可能になる. 食育の教材として, 文部科学省が公開している**小学生用食育教材「たのしい食事つながる食育」**を参考にするとよい.

● 4.3.2　栄養上問題となる食行動 ●

a. 朝食欠食

　学童期は, 学習塾や習い事など, 本来の学校生活以外の拘束時間やゲームや通信機器を用いた時間などが長くなり, 運動不足, 夜食の摂取, 遅い就寝時間などを招く. このような生活リズムの乱れは, 起床を遅らせ, 起床から朝食までの時間の余裕がないため食欲が出ない状態, さらに朝食を**食べる時間の減少**を招くようになる. 「朝食を毎日食べない子ども」は, 1割程度であるが, 朝食の内容については, 単品（16.2%）もしくは2品（14.2%）が多く, 就寝時間が遅いほど品数が減る傾向がみられた. また約3割の子どもは「朝食に主食, 主菜, 副菜をバランスよく食べていると, 全く・ほとんど思わない」と回答するなど問題が多い. 朝食を毎日食べる子どもは, ルール

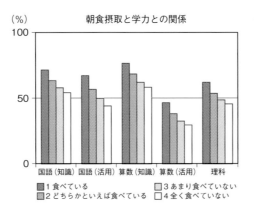

文部科学省：平成27年度全国学力・学習状況調査（小学6年生）

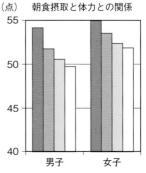

文部科学省：平成27年度全国体力・運動能力, 運動習慣等調査（小学5年生）

図4.3.1　朝食の摂取頻度と学力および体力との関係

を守って行動する，さらに学業および運動能力ともに高い値を示すなどの報告があり，朝食の充実が望まれる（図4.3.1）（2014（平成26）年度　家庭や学校における生活や意識等に関する調査，文部科学省）．

b. 孤食

第3次食育推進計画（2016（平成28）年）においても共食の推進をあげているが，一人もしくは子どもだけで食べている児童の割合は，朝食では30%を超えている．保護者と一緒に食べる子どもは「楽しく食べる」「食事のあいさつをする」「朝食を食べる」の回答率が高く，朝食時に家の人との会話が多い子どもは，「自分のことが好き」の回答が多い．ただ共食は，本人の意思だけでなく，家族構成や保護者の勤務状況など改善が難しい場合もあるため，心をつなげていく方法についても考える必要がある（2012（平成24）年度　睡眠を中心とした生活習慣と，子どもの自立に関する調査結果，文部科学省）．

c. 偏食

約3割の子どもに偏食が見られ，約4割の子どもが普段の食事を食べ残すと回答している．成長に必要な栄養素を摂取するため，子どもが「食べない」や「嫌い」だから食卓に出さないのではなく，継続的に食卓に並べ，子どもが興味をもったときにしっかり支援することが重要である（2015（平成27）年食育の推進に関するアンケート調査，総務省）．

d. 肥満

男女ともに肥満傾向児の出現率は2006（平成18）年度より低下しているが，約10人に1人は肥満児と診断される（表4.3.1）．子どもの肥満は成人肥満に移行する確率が高く（約70%），小児期でも高度な肥満は糖尿病や高

子どもの好きな料理，嫌いな料理

好きな料理は，寿司，唐揚げ（フライドチキン），ラーメン，焼き肉，カレーライス，ハンバーグなど脂質含量が多く，味の濃い料理が並ぶ．逆に嫌いな料理は，サラダ，焼き魚，刺身，そば，シチューなど野菜料理や魚料理が目立つ（学研教育総合研究所小学生白書Web版　2015（平成27）年調査）．

肥満の原因

肥満の原因は，遺伝3：環境7という報告もあり，遺伝的要素もあるが，生活リズムの乱れ，運動不足，過食，ストレスなど子どもが肥満になる環境をつくらないことも重要である．

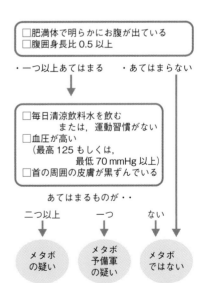

図4.3.2　学校や自宅でできる子どものメタボチェック

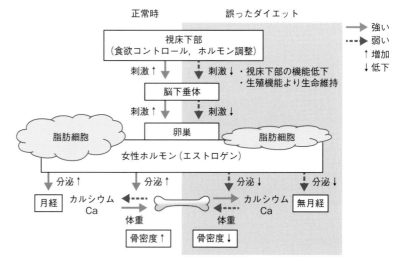

図4.3.3 間違ったダイエットによる骨密度の低下と無月経との関係

血圧・脂質異常症などの生活習慣病を合併するため，6～15歳を対象とした「メタボリックシンドローム診断基準」がつくられた（厚生労働省の研究班）（図4.3.2）．

　基本的には，成長期であることより，厳しい食事制限はせず，現在の体重を維持しながら，身体活動量を増やすとともに，「主食，主菜，副菜」のそろった食事をよくかんで食べること，嗜好食品の摂取が過剰にならないようにすることなどを指導する．

e. ダイエット

　痩身傾向児の出現率は，穏やかな増加傾向を示しており，低年齢化が進んでいる（表4.3.1）．安易なダイエットにより初潮が遅れると骨の成長が活発な時期に，骨形成を促す女性ホルモン（エストロゲン）の分泌が少なくなり，さらに体重による骨への刺激も減少するためピークボーンマス（p.136参照）の低下を招く（図4.3.3）．教育者は，妊娠や出産時に必要な身体の機能の障害や骨粗しょう症などの発生率が高くなるなどやせすぎが招く弊害を伝えるとともに，なぜ子どもがやせたいと思うのか，その気持ちに向きあう配慮も必要である．

4.3.3　学童期の栄養教育の場

a. 学校を拠点とした食育と栄養教育

　学校や地域の実情，児童の健康状態，家庭の状況などを考慮し，学校・家庭・地域が連携して取り組むことが重要である．学校では，学校栄養職員，栄養教諭が食に関する指導のコーディネート役になる．

●学校栄養職員

　学校給食の栄養管理，給食指導，衛生管理を行う．あくまで職員であるた

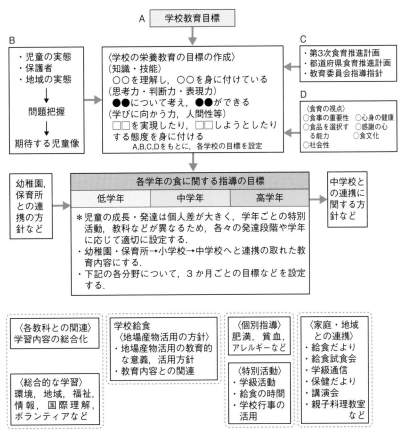

A　学校教育目標

B
・児童の実態
・保護者
・地域の実態
　↓
問題把握
　↓
期待する児童像

〈学校の栄養教育の目標の作成〉
（知識・技能）
　○○を理解し，○○を身に付けている
（思考力・判断力・表現力）
　●●について考え，●●ができる
（学びに向かう力，人間性等）
　□□を実現したり，□□しようとしたり
　する態度を身に付ける
　A,B,C,Dをもとに，各学校の目標を設定

C
・第3次食育推進計画
・都道府県食育推進計画
・教育委員会指導指針

D
〈食育の視点〉
○食事の重要性　○心身の健康
○食品を選択す　○感謝の心
る能力　　　　　○食文化
○社会性

幼稚園，
保育所
との連
携の方
針など

各学年の食に関する指導の目標

低学年	中学年	高学年

中学校と
の連携に
関する方
針など

＊児童の成長・発達は個人差が大きく，学年ごとの特別
　活動，教科などが異なるため，各々の発達段階や学年
　に応じて適切に設定する．
・幼稚園・保育所→小学校→中学校へと連携の取れた教
　育内容にする．
・下記の各分野について，3か月ごとの目標などを設定
　する．

食に関する指導（学校にお
ける食育）
1. 食事の重要性（食事の
重要性，食事の喜び，楽し
さを理解する）
2. 心身の健康（心身の成
長や健康の増進のうえで望
ましい栄養や食事のとり方
を理解し，自らの管理して
いく能力を身につける）
3. 食品を選択する能力
（正しい知識・情報に基づ
いて，食物の品質および安
全性などについて自ら判断
できる能力を身につける）
4. 感謝の心（食物を大事
にし，食物の生産などにか
かわる人々へ感謝する心を
もつ）
5. 社会性（食事のマナー
や食事を通した人間関係形
成能力を身につける）
6. 食文化（各地域の産物，
食文化や食にかかわる歴史
などを理解し，尊重する心
をもつ）

〈各教科との関連〉
学習内容の総合化

〈総合的な学習〉
環境，地域，福祉，
情報，国際理解，
ボランティアなど

学校給食
〈地場産物活用の方針〉
・地場産物活用の教育的
　な意義，活用方針
・教育内容との関連

〈個別指導〉
肥満，貧血，
アレルギーなど

〈特別活動〉
・学級活動
・給食の時間
・学校行事の
　活用

〈家庭・地域
との連携〉
・給食だより
・給食試食会
・学級通信
・保健だより
・講演会
・親子料理教室
　など

＊学校の教育目標を踏まえ，全教員が共通認識をもって取り組めるよう計画する
＊食は家庭や地域に深く関わっているため，家庭や地域との連携を図る

図4.3.4　食に関する指導の全体計画（小学校）例
（文部科学省：食に関する指導の手引き，2019）

栄養教諭の免許状
　栄養教諭普通免許状（専
修，一種，二種）は，大学
において所定の単位の修得
が基本であるが，学校への
配置については，都道府県
教育委員会の判断にゆだね
られている．
　栄養教諭の学校への配置
は，制度開始から10年
たった2015（平成27）年
の段階で全国平均では6校
に1校，都道府県別では，
もっとも高い京都府で
30％，もっとも低い東京都
で3％の状態である．

め，食に関する指導は十分とはいえない．

●栄養教諭

　子どもたちが将来にわたって健康に生活していけるよう，栄養や食事のと
り方などについて，正しい知識に基づいて自ら判断し，食をコントロールし
ていく「食の自己管理能力」や「望ましい食習慣」を身につけさせるため，
食に関する指導（学校における食育）の推進に中核的な役割を担う「栄養教
諭」制度が2005（平成17）年度に創設された．そのなかで，栄養教諭の職
務は，教育に関する資質と栄養に関する専門性をあわせもつ職員として，学
校給食を生きた教材として活用した効果的な指導を行うため，(1) 食に関す
る指導と，(2) 学校給食の管理を一体のものとして行うこととされている．

　栄養教諭は，関係する教職員が十分連携・協力して取り組めるように，校
長のリーダーシップのもと，栄養に関する専門的な教員として，「食に関す
る指導に係る全体計画」（図4.3.4）を，PDCAサイクルに基づいて推進で
きるよう中心的役割を果たすことが望まれる．

1. 栄養教諭の業務

(1) 食に関する指導

①児童生徒への個別的な相談指導

生活習慣病の予防や食物アレルギーへの対応など，栄養教諭が児童生徒の個別の事情に応じた相談指導を行う．とくに食物アレルギーについては，献立変更などに対応するため担任や家族との連携が不可欠である．また摂食障害など医学的な対応を要するものについては，主治医や専門医とも密接に連携をとりながら適切に対応する（図4.3.5）．

②児童生徒への教科・特別活動などにおける教育指導

　　i　特別活動：食に関する指導は給食の時間や学級活動，教科指導など，学校教育全体のなかで広く行われるものである．とくに給食の時間は，生きた教材である学校給食を最大限に活用した指導を行うことができるだけでなく，食事の準備から食事，後片付けまでの過程を通して，食事のマナーなどを学ぶ場としても活用できる．

　　2年生を対象とした特別活動「野菜を食べよう」の指導案（表4.3.2）を示す．

　　ii　教科との連携：家庭科，生活科，体育科，理科，社会科などの学習内容は，いろいろな面で「食」や健康と直接関係しており，道徳においては，つくる人や自然への感謝，総合的な学習においては，郷土料理

学校における個別指導の例
（a）偏食傾向のある児童生徒，（b）痩（そう）身願望の強い児童生徒，（c）肥満傾向のある児童生徒，（d）食物アレルギーのある児童，（e）運動部活動などでスポーツをする児童，など．

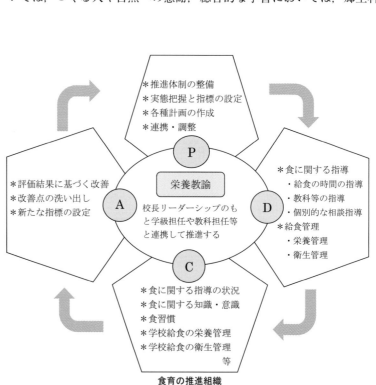

食育の推進組織

図4.3.5　学校における食育推進のイメージ
（文部科学省：栄養教諭を中核としたこれからの学校の食育，2017）

表4.3.2 第2学年特別活動「野菜を食べよう」の指導案

1. 単元名　やさいのひみつのパワーを知ろう
2. 単元目標
・野菜は，人の体のなかでさまざまな働きをしていることを知る．
・基準とされている野菜摂取量を見て，意識的に食べようとする意欲をもつ．
3. 単元設定の理由（教材観，児童観，指導観など）
　日本人の野菜の摂取量の平均は280 g/日で，健康維持に必要とされる350 gを下回っている．とくに学童の親世代（39歳以下の世代）も，250 g/日と少ない状況にある．野菜は生活習慣病の予防効果も報告されており，野菜摂取量の増加が望まれるが，最近野菜嫌いの児童もおり，野菜料理の残量が増加している．これらのことより野菜摂取の重要性および意識して食べなければ不足しやすいことを理解する．
　本学級の児童は，明るく元気で，毎日給食を楽しみにしているが，食の細い児童が多く，食べるのにも時間がかかる．給食の時間内に食べられなかったからと簡単に給食を残すこともある．そのことから，食べることの意味や栄養バランスについての理解までには至っていない．
　指導にあたっては，自分の好き嫌いについて改めて考えさせ，嫌いなものには野菜が多いことに気づかせる．そのうえで，食材カードや本物の食材を取り入れながら，野菜の働きやさまざまな種類を食べることの大切さを理解させたい．
4. 児童計画（全1時間）
5. 本時の目標　野菜の働きを理解し，進んで食べようという意欲をもつ．
6. 準備物　食材カード，文字カード（課題，アンケートの問と結果，男の問＆女の答え，野菜の働き（紐付き）），ワークシート，千切りキャベツ（240g），当日の給食の野菜240g

7. 展開

学習活動	指導上の留意点	評価
1. 嫌いな食べ物について考える．	・アンケートの結果を知らせ，嫌いな食べ物に野菜が多いことに気づかせる．	A）野菜の働きを理解し，バランスよく野菜を摂取する大切さがわかる．
2. 本時の課題を知る やさいのひみつのパワーを知ろう ・今日の給食の野菜を見ながら話しあう． ・野菜にはさまざまな働きがあることを知る． ・色の濃い野菜（のどや鼻を強くする） ・色の薄い野菜（風邪にかかりにくい） ・野菜全体（お腹の掃除をする）	・色の濃い野菜と色の薄い野菜の違いを見つけ分類させる． ・分類した野菜の下に，働きを書いた紙を紐だけ出して隠して置き，紐を引きだしながら働きを伝える． ・給食には，それぞれの野菜が使われていることを知らせる．	B）野菜の働きを理解し，身体のために野菜を食べることが大切だとわかる．
4. 必要な野菜の量を知る ・必要な量を考える． ・さまざまな種類の野菜を食べた方が良いことを知る．	・千切りキャベツを少しずつ増やし，1日に必要な量を理解させる． ・今日の給食の野菜量で1日分を示す． ・さまざまな種類の野菜を食べる必要性を知らせる．	C）板書を参考にしながら，考えさせる．
5. 学習のまとめ ・今日の学習でわかったことや思ったことを書く． ・これからの目標を発表する． 嫌いでも食べる．少しでも多く食べる．	・野菜は意識して食べないと摂取量が不足してしまうことを伝える． ・これから食生活を見直そうとする意欲がもてるように助言する．	

学校給食の始まり

　1889（明治22）年に山形県鶴岡町の私立忠愛小学校において，貧困児を対象に宗教的な救済事業として無償で給与された．しかし経済が発達した近年においても，経済的に給食が唯一の食事という児童も増えている．

学校給食の目的

　児童生徒の①健康の保持・増進を図り，②望ましい食習慣を身につけ，③社交性や協同の精神を養い，④生命や自然を尊重し，⑤勤労を重んずる態度を育て，⑥食文化の理解，⑦食料の生産，流通および消費について正しく理解することとを目的に行われている（学校給食法 2008（平成20）年改正）．

や行事食などを通して地域文化の体験，さらに食料問題や環境問題を学ぶための教材となる．ただ，教科による食に関する指導においては，栄養教諭のティームティーチングで行うことが望ましい．また，体験学習などで栽培した食材などを学校給食に用いることで，生産活動と日々の食事のつながりを実感させるなど，各教科での学びを総合的に結びつける取り組みが重要である．

(2) 学校給食の管理

　学校給食は，1889（明治22）年貧困児童を対象に無料で実施されたのが起源であるが，2008（平成20）年に，学校給食および学校給食を活用した「学校における食育の推進」が規定された（学校給食法）．さらに第3次食育推進基本計画（2016（平成28）年）においては「課題4. 食の循環や環境を意識した食育の推進では，学校給食の地場・国産食材の活用」が，「課題5.

第3次食育推進基本計画の
重点課題
(1) 若い世代を中心とした
食育の推進
(2) 多様な暮らしに対応し
た食育の推進
(3) 健康寿命の延伸につな
がる食育の推進
(4) 食の循環や環境を意識
した食育の推進
(5) 食文化の継承に向けた
食育の推進

学校給食の地場産物および
国産食材料使用割合
　学校給食における地場産
物の使用割合は，2019(令
和元)年度で26.0%，国産
食材の使用は77.1%と
年々高くなっている.

子どもの手伝い
　家の手伝いについては，
「テーブルの準備」「あと片
付け」は，半数程度が行っ
ているが，「料理の手伝い」
は，小学校男子32.3%,
小学校女子51.3%，中学
校男子18.8%，中学校女
子38.2%と学年差，男女
差が大きい.（日本スポー
ツ振興センター編，p.311
より）

貧困線
　等価可処分所得（世帯の
手取り収入を世帯人数の平
方根で割って調整した所
得）の中央値の半分以下の
所得．子どものなかで，貧
困線以下の所得で暮らす子
どもの割合を子どもの貧困
率という．2020(令和2)年
の子どもの貧困率は
13.5%で，年々格差は広
がっている.

食文化の継承に向けた食育の推進」では，学校給食での郷土料理などの積極的な導入や行事の活用があげられている．栄養管理や衛生管理，検食，物資管理などの学校給食の管理は，専門性が必要とされる重要な職務であり，栄養教諭の主要な職務の柱である．児童生徒に対する食に関する指導は，図4.3.7の図に示されているように，学校給食の時間を中心に教科学習および家庭教育が相互に影響しあうことで，初めて教育的効果が高まり，児童のなかに食育が定着していくものとなる.

b. 家庭での食育の指導

　人は家庭のなかに生まれ，家庭のなかで健全に成長していく．食の基礎がつくられる学童期において，家庭のあり方は子どもの成長にもっとも重要である．しかし，家庭における食に対する意識の希薄化，知識と選択能力の不足，食を通したコミュニケーションの機会の減少などが進んでいる.

　洗う，剥くなどの簡単な調理から配膳・片付けまで，手伝いの一つひとつが子どもの健全な食事の習慣化に役立つことはすでに証明されており，多くの子どもは手伝いをしたがっている．しかし，食事の準備や片付けに関して，何か手伝わせることを決めている親は半数程度と少ない．子どもに家族の一員であることを自覚させ，家庭で食にかかわる機会を増やしていくことが大切である.

　2006（平成18）年から始まっている「早寝早起き朝ごはん」運動をはじめとする食育の普及活動，学校を核とする給食・食育だよりや講演会，地域の保健所や栄養士会などの取り組みなど家庭における教育力の支援づくりが望まれる.

　ただ，17歳以下の子どもの約6人に1人が，貧困線以下の厳しい経済状態にあることに配慮することも忘れてはならない.

参 考 文 献

日本スポーツ振興センター編：平成22年度 児童生徒の食事状況等調査報告書
　［食生活実態調査編］，2010
　http://www.jpnsport.go.jp/anzen/school_lunch//tabid/1490/Default.aspx
文部科学省：平成26年睡眠を中心とした生活習慣と子どもの自立に関する調査
文部科学省：平成27年家庭や学校における生活や意識等に関する調査
総務省：平成27年食育の推進に関するアンケート調査
文部科学省：平成25年学校生活における健康管理に関する調査
文部科学省初等中等教育局健康教育・食育課：小学生用食育教材「楽しい食事つ
　ながる食育」http://www.mext.go.jp/component/a_menu/education/detail/__
　icsFiles/afieldfile/2016/03/10/1367897_1.pdf（平成28年2月）

4.4 思春期

▓到達目標
①思春期の食事と発育の関連に基づいた栄養マネジメントについて説明できる
②思春期の特徴的な食習慣，生活習慣について説明できる
③思春期の複雑な心理状態を理解し，そのうえでどのような栄養教育が必要かを理解する

● 4.4.1 思春期の栄養教育の特徴と留意点 ●

思春期は，性の成熟の始まりから完成までの期間である．個人差はあるが，小学生高学年から高校生くらいがこれにあたる．子どもから大人への移行期であり，心身ともに大きく成長する．

1) 複雑な心理状況

中学生は，中1ギャップといわれるように，異なった小学校出身者のなかでの新しい人間関係だけでなく，これまでにない先輩・後輩という関係が加わる．勉強の面でも科目数が増えるだけでなく，中間・期末考査が実施され，日々の勉強や試験対策などに追われる．さらに第二次成長（性徴）期に入り，成長期の早い遅い，生物学的素質などにより，体格の違いが生徒間で激しくなる．自分の肉体的変化への戸惑いに加え，大きな環境の変化のなかで，精神的に不安定となる生徒が多い．

また思春期の体内時計は，脳科学的に約2時間遅れるという研究があり，朝7時の起床は，朝5時の起床に匹敵するといわれている．さらに通信機器の使用や受験勉強などで生活が夜型になる生徒も多いため，睡眠不足によるイライラや朝食欠食なども生じやすくなる．

2) 複雑な心理と問題行動

友人，仲間など同世代から受ける影響力が大きくなり，ファッション志向や興味本位で行動する傾向が強くなる．たとえば好奇心から，たばこやアルコールなどに手を出したり，夜遅くまでゲームや通信機器を用いて過ごすなど不規則な生活が増えてくる．自分の生活リズムにあわせて行動することが多くなり，一人で食事をする機会が増え，孤食（一人で食べる），個食（家族がそれぞればらばらに食べる），粉食（パンや麺類といった粉系を中心に食べる），固食（同じ物ばかり食べる），小食（食べる量を少なく食べる），濃食（濃い味付けの物を好んで食べる）が増加する．またこの時期は，自意識に目覚め，羞恥心が強まり，自立へ向けた心理や行動が現れはじめるなど，複雑な心理が問題行動を引き起こすことが多く，食生活が乱れる時期である．

思春期の体内時計
　脳科学者のラッセル・フォスターは，人間の体内時計のリズムは年齢とともに変化し，思春期では，眠りにつく時間と起床の時間が2時間程度遅くなるとしている．女子では19.5歳まで，男子では21歳まで続くといわれている．

一人で食事する機会
　高校1年生を対象とした我々の調査では，1日3食ともに保護者の目の届かないところで食事をしている生徒が15％程度存在していた．家庭だけでなく，学校においても栄養教育が必要である．

問題行動
　思春期は親からの自立と親への依存の間で揺れる時期であるため，両価性（反発したり，甘えたり）が高まる．子どもが，その揺れを社会生活に支障がない範囲で収められるように支援することが周囲の大人の役割である．

脂肪細胞数増加型肥満

　肥満には，脂肪細胞の肥大と脂肪細胞の数の増加によるものがある．脂肪細胞が増えるのは，妊娠後期・乳児期・思春期に集中することが明らかになっており，思春期の肥満は，「脂肪細胞増殖型肥満」が多い．一度増えてしまった脂肪細胞は減ることがなく，このタイプの肥満は，成人型肥満に移行することが多い．

隠れ肥満（正常体重肥満）

　適正な体脂肪率は，男性15～19％，女性 20～25％である．正常体重であっても，体脂肪率がこの基準を上回ると肥満と診断される．

筋肉量の減少

　誤ったダイエットにより体内の糖質が不足すると，生命維持に必要な糖質を体内たんぱく質（筋肉）から合成する（糖新生）．そのため筋肉量が減少し，体重が軽くても，体脂肪率の高い「隠れ肥満」やせにくい身体になる．

ピークボーンマス

　骨のカルシウム量は，20歳頃に最大（ピークボーンマス）になり，40歳頃より減少する．特に女性は，閉経後急激に低下する．骨粗しょう症予防には，カルシウム蓄積の最適期である思春期にカルシウムを十分摂取することが重要である．

骨密度の低下

　間違ったダイエットは，カルシウム不足だけでなく低体重を招く．体重が軽いと骨への負荷が減少し，骨密度が低下する．

神経性やせ症の診断基準

　①有意な低体重につながる食物摂取量の制限，②過度の体重増加や肥満に対する恐怖，③身体像の歪みま

　ただ，この時期は身体のスパート期であり，過食による肥満は脂肪細胞数増加型肥満を招き，また標準体重であっても，筋肉が少なく体脂肪率が高い「正常体重肥満」（＝隠れ肥満）が女性に多く見られるようになる．多少食生活が乱れていても成人期のように症状として現れにくい時期であり，本人の意識も低いため問題を見落とされることが多い．そのため，クラス全体で食事と健康や自分に必要な食事量をきちんと教育すること，そして友だち同士や親への働きかけを通して「自分の健康は自分で守る」という姿勢と，「規則正しい食習慣を身につける」意欲を高めることが大切である．

● 4.4.2　栄養上問題となる食行動 ●

a. ダイエットと栄養教育

　やせ願望が強くなる時期で，スタイルを気にして，朝食抜き，偏食，単一食品のみの摂取，絶食など誤った知識によるダイエットを行う生徒が多い．そのため痩身傾向児（肥満度が−20％以下の体重の児童）は，中学生，高校生とも数％であるが，鉄分などのミネラル不足などの「不健康なやせ」は約13％存在する．

　誤ったダイエットによる体重減少は，体脂肪ではなく筋肉量の減少を招く．急激な場合は，食欲をコントロールする脳の「視床下部」はホルモン分泌を司るため，エネルギー不足のような生命が脅かされる状況では生殖機能より生命維持が優先されるため脳の視床下部→下垂体系→卵巣への伝達がうまくいかず，卵巣からの女性ホルモンの分泌量が減少する．また脂肪細胞も女性ホルモンの生成部位であるがダイエットにより脂肪細胞が減少するため，女性ホルモンが減少し，体重減少性無月経が起きる．体重減少性無月経が3年以上続いた場合，体重が戻っても約30％の女性で自然な排卵・月経が回復しないといわれている．また女性ホルモン（エストロゲン）は，骨からのカルシウムの吸収を防ぐ作用をもつため，女性ホルモンの分泌低下は，体重減少という骨への物理的刺激の減少と相まって，最大骨密度（ピークボーンマス）の低下を招く（図4.3.3）．また成長期に必要な栄養素の不足や偏りを生じ，貧血，ビタミン B_1 欠乏症，精神不安定などの障害が起きやすい．

b. 摂食障害と栄養教育

　摂食障害は，神経性やせ症（拒食症）と神経性過食症（大食症）に分けられる．神経性やせ症の発生率は，思春期～青年期女性の間でおおよそ1％であり，神経性過食症はおおよそ4％といわれている．

　神経性やせ症は，さらに「食べない」ことを徹底する「制限型」とむちゃ食いを伴ってもそれに対する排出行為（自己誘発性嘔吐・下剤・器具を使った嘔吐など）によって低体重を維持している「むちゃ食い／排出型」がある（語句説明神経性やせ症の診断基準参照）．

たは病態の重篤性の否認である．成人の低体重はBMIを用いて定義され，BMIが 17 kg/m² 未満の場合は有意な低値とみなされる．

脳内物質
　摂食にはアドレナリン（糖新生，活動性亢進），セロトニン（幸福感），β-エンドルフィン（脳内モルヒネ）などの脳内物質が関与する．拒食により糖質が減少するとアドレナリンの分泌が増加し，また空腹の苦痛を和らげる β-エンドルフィンが分泌されると活動的で「ハイ」な状態になる．しかし次第にセロトニンの分泌量が減少し，うつ状態が現れることもある．

神経性やせ症の患者の必要エネルギー量
　拒食症では，胃腸機能の低下や過活動により消費量が増加するため 40 kcal/kg 体重以上と報告されている．

コーピングスキル
　コーピングとは，ストレスに対処するという意味．自分にあったストレス対処法（技術）を身につける．

　神経性過食症は，むちゃ食いを繰り返しながらも体重増加を防ぐために神経性やせ症と同じような代償行為を伴うが，神経性やせ症と違ってやせに至らないことが特徴である．ただし，両者は表裏一体のような関係で，昨日まで神経性やせ症だった人が突然神経性過食症に転換することもある．

　摂食障害は，家族関係のコミュニケーションやストレスに対する対処能力に問題がある場合が多い．それに「まじめで頭が良く，努力家」などの性格パターンがあてはまると，努力と正比例して結果が得られる体重の減少に達成感と安心感を抱き始め，ストレス解消の誤った手段であることは理解しつつも，優越感を得ていく．また長い間栄養を摂らずにいると，ケトン体や脳内物質が分泌され，いわゆる「ハイ」の状態になり，やせていても非常に活発に活動し，本人は現状に満足している場合が多い．そのため，神経性やせ症の患者は，食事を残してしまう，白いご飯や揚げ物がどうしても食べられないなどの食事摂取に対する種々の心理的抵抗を示すが，その際の患者の不安内容，考えや気持ちを丁寧にヒアリングし，最初は1日 400〜800 kcal から始めるなど，食事摂取による肥満恐怖を徐々にとり除いていく作業（簡単に体重は増えないことを確認していくこと）が求められる．つまり患者にとって医療機関は，「やせ願望」や「食べる恐怖」を告白しても叱責されず，心身の問題を相談でき，何らかの情報やアドバイスが得られる場になることが必要である．本人と家族が解決すべき問題は，食行動の異常ではなく本症に陥らなければならなかった心の問題である．家族や学校関係者の協力を得て，患者が療養しやすい環境を整えること，また体重がある程度回復したら，コーピングスキルや認知行動療法などにより，ものの受けとり方や考え方を適応的な方向に修正することが必要となる．神経性やせ症の患者の必要エネルギー量は通常の患者より多いが，焦らずゆっくりと進めることが大切である．

c. スポーツと栄養教育

　近年スポーツ栄養という言葉が注目を浴び，何かを食べれば急に能力が向上するかのような錯覚をもっている人も一部にいるが，スポーツ栄養とは，スポーツによって失われた栄養素を適切に補うことにより，健康な体を維持し，競技を長く続けられるようにするサポートと考えた方が適切である．ただ，スポーツの種類・強度により消費・排泄される栄養素が異なるため，その特徴に応じた栄養指導が必要となる．この時期，部活動などでスポーツを行う生徒は多いが，一般人よりスポーツ選手が貧血や骨折の割合が高いなど，食事管理まで指導者の理解・指導が及ばない面もある．そのため部活動顧問と連携をとりながら，各スポーツの生理的特徴を理解したうえで栄養指導を行い，最終的に選手自身が自己管理できるように支援することが望まれる．

1）スポーツと筋肉

　運動により筋肉は破壊されるが，運動終了後30分以内に筋肉の形成に必要なたんぱく質と糖質を摂取することで，過剰修復作用が起き筋肉量が増大する．しかし運動終了後，すぐに摂取できない場合は，おにぎりやカステラなど簡単なもので栄養補給し，帰ったらしっかりと夕食を摂取するとよい．また，睡眠中に分泌される成長ホルモンは筋肉合成を促進するため，早めの睡眠を心がけることも大切である．

早めの夕食と早めの休息・睡眠

　筋たんぱく質合成のための材料と成長ホルモンの分泌を促進させるための休息・睡眠が，筋組織の回復を促す．

2）スポーツと貧血

　運動による筋肉組織の損傷によりミオグロビン（筋肉中の酸素貯蔵体）は血中に漏出する．また赤血球はごく薄い膜で覆われているため，強い衝撃を何度も受けると形状を保つことができず，簡単に壊れてしまう（溶血性貧血）．そのためマラソンやバレーボールなど，足の裏を強く地面に打ちつけるスポーツでは，溶血性貧血の頻度が高いといわれている．また多量の汗をかく場合も，汗1L中に鉄が1mg程度含まれるため，汗と一緒に多量の鉄分が排泄される．そのためスポーツを始めたらできるだけ速やかに鉄分の摂取を心がけることが大切である．ただ，貧血が進んでしまうと，日常の食事による鉄分補給では回復が難しい場合もある．そのため安易に静脈注射を進める指導者がいることが報告されているが，体内の多量の鉄分はほかの微量元素の吸収を阻害し，鉄分が臓器に沈着することがあるため注意が必要である．

3）スポーツと骨折

　汗1L中にカルシウムは50mgが含まれるため多くの汗をかくと，多くのカルシウムが排泄される．また，長時間のランニングにより骨たんぱく質のコラーゲンが多量に分解されるため長距離選手を中心に骨折が多発することが報告されている．骨折を防ぐために，カルシウムの摂取とともに，コラーゲン形成促進のためのたんぱく質とビタミンCの摂取，そして睡眠が大切である．

4）スポーツと無月経

　マラソンや新体操など体脂肪を落とすことが求められるようなスポーツでは，無理なダイエットの場合と同じように，無月経や骨密度の低下を招くことがあることに注意する．

5）スポーツと水分

　水分は体重の60%程度を占め，体温の保持調節などさまざまな作用をもつ．そのため体重の2%の水分が喪失すると競技能力は低下し，体重の3%の喪失で反射的な運動が明らかに低下する．のどが渇いてから水分を補給しても遅いといわれており，競技前そして競技中は15分ごとに100〜200mLを目安に水分を摂取することが望ましい．エネルギーの補充もかねて糖質などを加える場合は，高濃度では水分吸収が阻害されるた

め糖質濃度は 2〜6%，温度は 10℃前後とし，冷温による腸のけいれんを防ぐ．

6）スポーツとビタミン

炭水化物や脂肪，たんぱく質を体内で利用するときにビタミン類は必須であり，どのビタミン類が欠けても代謝に影響が出る．

特に女性は，スポーツの影響を受けやすい．女性アスリートのコンディションを守るために，保護者および指導者が e ラーニングにより学ぶツールとして，女性スポーツ研究センターの「女性アスリートのための e ラーニング」や「女性アスリートダイアリー」を活用するのも手軽な方法である（https://www.juntendo.ac.jp/athletes/e-learning/）．

● 4.4.3 思春期の栄養教育の場 ●

a. 学校での食育

栄養教育の場として給食の時間や家庭科，保健・体育および学級活動の時間が考えられる．家庭科の授業や給食の時間を中心に家庭科教諭，栄養教諭，養護教諭が連携を組みながら教科の教育目標や年間計画に沿った食育を進めることが大切である．

また高等学校においては家庭科総合が家庭科基礎となり学習時間が 2 単位に減少し，1 学年（およそ 13 時間程度）と少なくなっているところが多い．3 年間を通した継続的な教育をするためには，ホームプロジェクトや学校家庭科クラブ活動を含めた展開が必要である．たとえば，ホームプロジェクト"健康を維持するための食事プログラムの作成"をテーマに，夏休みのホームワークを含め，その作成に沿った授業を展開し，情報の総合実習の時間を用いて発表させるなど年間を通じた取り組みが必要である．さらにこれらの教育が，2 学年では保健・体育の時間に，3 学年では総合の時間に，さらに学校家庭クラブ活動へとつながり，地域住民を含めた活動に結びつくことが望まれる．そのためには，家庭科教員だけでなく，情報，保健，養護教員さらに保健所の栄養士や食生活推進員，大学教員および学生などと連携をとりながら取り組むことが必要であろう．表 4.4.1 に高等学校（家庭科基礎）の時間における「自分の食事量を知ろう」のカリキュラムと指導案を示す．

b. 個別栄養教育

この時期は複雑な心理状況であるため，集団の栄養教育が適さない場合は，個別に対応する．思春期の逸脱行動や疾病の背景には，ダイエットの誤り，性意識の歪みや性行動の誤り，価値観の歪み，欲求のコントロール不全，生活行動様式の歪みなどがある．これらのことに注意して情報を集め，深い洞察により一人一人の子どもたちを理解しなければ，思春期の栄養教育はできない．ただし，もっとも多感な時期なので押しつけや強要することは避けるべきである．

家庭科教育の目標
*中学校家庭科
　実践的・体験的な学習活動を通して，生活の自立に必要な衣食住に関する基礎的な知識と技術を習得するとともに，家庭の機能について理解を深め，課題をもって生活をよりよくしようとする能力と態度を育てる．
*高等学校家庭科基礎
　人の一生と家族・福祉，衣食住，消費生活などに関する基礎的な知識と技術を習得させ，家庭生活の充実向上を図る能力と実践的な態度を育てる．

ホームプロジェクト
　これは学習と実際の生活を結びつけ，実践を通して学習したことを身につけさせようとする課題解決型の学習方法で，家庭科の新しい学習方法として学習指導要領にも位置付けられている．課題発見，計画，実践，振り返りなど体験や活動を通して学んだことを身につけていくという流れの学習方法をいう．

学校家庭科クラブ活動
　スクールプロジェクトともよばれる．私たちの生活に関する問題は，自分や家族の家庭生活が充実向上するだけでなく，もっと広範囲に考える必要のある問題や，1 人のホームプロジェクトで終わるのではなく，ホームルーム，学年，学校あるいは地域の協力をえて取り組んだ方がよいものもある．このように家庭科の学習をいかして，地域の充実向上に役立たせる実践活動をいう．

表 4.4.1　高校生の家庭科の時間における「自分の食事量を知ろう」のカリキュラムと指導案

テーマ：自分の身体にあった食事量を知ろう

ねらい：高校生は身体的・精神的にも著しく発達する時期であり，社会へ旅立つ準備段階でもある．この時期，自分の食のあり方について考える機会をもち，「自分で食を管理する力」また「自分の健康は自分で守るという意識」を育て，適正な食生活習慣の形成を図ることは，生活習慣病の予防だけでなく，心身の健全な発育に必要である．そこで，事前調査による生徒の食生活状況などを踏まえ，望ましい食習慣の形成，具体的には，食生活指針（2000（平成 12）年）の推奨内容をもとに，「自分にあった食事量を理解し，主食・主菜・副菜のそろった食事を主体的に選択できるような食習慣の形成」を図る．

対象者：高等学校 1 年

実施回数：4 回

回	テーマ	学習内容と活動
第 1 回	自分の食生活の振り返り	食事の量とバランスの問題点に気づく ・「食事バランスガイド」を使って日常の食事を振り返る ・脂肪と野菜についての講話から学ぶ ・食生活の振り返りと行動目標を設定する
第 2〜3 回	体験・把握する	調理を通して野菜の適正摂取量を把握する ・調理実習の学習内容を確認する ・調理実習を通して，1 食分の野菜や肉の量を把握する ・調理技術を身につける
第 4 回	改善方法を考える，まとめる	食事の量とバランスを確認し，改善方法を考える ・普段の自分の弁当の内容を調べる ・「弁当箱ダイエット法」を学習する ・弁当を通して食生活を振り返り，これからの食生活改善に向けた目標設定を行う

指導課程の概略　―自分の身体にあった食事量を知ろう―（4 回シリーズ　第 2 回目）

準備物リスト	しゃぶしゃぶ用薄切り豚肉，ドレッシング（酢，サラダ油，塩，こしょう，梅干），レタス，大根，トマト，米，目安量記入用シート，調理手順（レシピ），なべ，炊飯器，包丁，まな板，ボウル 2 個，計量スプーン

	活動のステップ	活動のポイント	準備物
導入	食事内容の変化の確認	前回の食事バランスガイドを用いて行った，食生活の振り返りを踏まえ，食生活の変化を確認する	
展開	調理の手順説明 目安量記入用シートの記入方法の説明 調理実習 配膳 試食，後片付け	・ご飯，冷しゃぶ，サラダのつくり方を理解する ・食品レベルと料理レベルでそれぞれ目安量を書き込む 　（まず，料理前の材料から 1 人分を取り分け，肉や野菜の 1 食あたりの量を確認し，自分なりの目安を目安量記入用シートに書き込む（たとえば緑黄色野菜（40g）は，握りこぶし 1 つなど）．さらに，配膳された 1 人分の料理を見て，ご飯や肉，野菜の 1 食あたりの量を確認し，自分なりの目安を目安量記入用シートに書き込む） ・記入シートの記入を確認するとともに，安全に調理が進んでいることを確認する ・目安量記入シートの記入	・料理手順（レシピ） ・実習材料 ・目安量記入用シート
まとめ	目安量記入シート確認	次回，目安量確認シートを用いて，自分の体にあったお弁当を考えてもらうことを確認する	
評価	経過評価の達成度	目安量記入シートへの記入率および記入された目安量の妥当性を数値化する	

（岸田他，2007）

参 考 文 献

足立己幸, 針谷順子：弁当箱ダイエット法, 群羊社, 8-18, 2004

岸田恵津, 大瀬良知子, 矢埜みどり他：振り返りを重視した高等学校栄養教育プ
ログラムの実施と評価. 兵庫教育大学研究紀要, 31, 117-126, 2007

中間美佐子他81名：技術・家庭［家庭分野］, 開隆堂, 2004

日野原重明：（内科医にできる）摂食障害の診断と治療, 三輪書店, 2001

文部省：高等学校学習指導要領解説 家庭編, 開隆堂, 19-45, 2018

文部省：中学校学習指導要領 解説―技術・家庭科編―, 東京書籍, 2008

4.5 成人期の栄養教育

■到達目標（point）

①成人期の生理的特徴を理解し, どのような栄養教育が必要かを理解する

②特定健診, 保健指導について理解する

③「仕事と生活の調和（ワーク・ライフ・バランス）」について理解し, ど
のような取り組みが行われているかを理解する

④国や企業が栄養教育にどのように取り組んでいるかを理解する

● 4.5.1 成壮年期の栄養教育の特徴と留意点 ●

a. 成人期の栄養教育の特徴

成人期は20歳前後から64歳までを指し, 人生のなかで心身ともにもっと
も充実した時期にあたる. 一般に思春期の終わり～30歳を青年期, 30～50
歳を壮年期, 50～64歳を中年期とよぶ. 多くの人が心身の機能も整い, 健
康や体力に自信を持ち, 社会人として精力的に活躍をはじめるとともに, 家
庭や子どもを持ち忙しくなってくるため, 自分の健康に過剰な自信を持つ
（overconfidence）傾向や現在の状態が将来も続くと考えてしまうバイアス
（projection bias）など, 認知の歪みが生じやすい時期である. そのため興
味の対象は, 仕事・美容やファッションが中心で, ほかの世代に比べて健康
に関して無関心な人が多く, 過信により無理が重なり肉体的, 精神的な健康
問題を引き起こしたり, 壮年期以降の生活習慣病発症につながる場合があ
る. また, たばこや飲酒について社会の規制がなくなり, 喫煙・飲酒の習慣
がつきはじめる時期である. 自分で自分の体質などをよく知り, 自己管理を
はじめるとともに, 生活習慣病の兆候を見逃さず, 早め早めに生活習慣を改
善して, 健康づくりに取り組むことが求められる.

b. 成人期の栄養教育の留意点

歯周疾患
日本における歯周病有
病率は, 約80％以上と高
率であり, そのほとんど
が20～30歳で罹患し慢性
化している.

1）日本人の罹患している疾病の特徴

日本人が罹患する疾病の第1位は高血圧であり, 2位歯周疾患, 3位糖尿
病, 4位脂質異常症と, すべて生活習慣病である（表4.5.1）. そのなかでも
肥満に起因している疾病が多く, これらの疾患は30～40歳代から増えてく

るといわれていたが，近年ではさらに低年齢化が進んでいる．

2）健康日本 21 の最終評価

　健康日本 21 の 9 つの分野の 59 項目の達成状況を見ると，全体的にはメタボリックシンドロームを認知している国民の割合の増加，高齢者で外出について積極的な態度を持っている人の割合の増加，80 歳で 20 歯以上，60 歳で 24 歯以上の自分の歯を有する人の割合の増加など 10 項目（16.9%）で目標値を達成している．また，食塩摂取量の減少，意識的に運動を心がけている人の増加，喫煙が及ぼす健康への影響についての十分な知識の普及，糖尿病やがん検診の受診の促進，高血圧の改善など 25 項目（42.4%）で改善傾向が見られた．しかし自殺者の減少，多量に飲酒する人の減少，メタボリックシンドロームの該当者・予備群の減少，脂質異常症の減少など（14 項目）23.7% で変化が見られず，日常生活における歩数の増加，糖尿病合併症の減少など 9 項目（15.3%）で悪化している．

　特に栄養・食生活分野では，食塩摂取量や女性（40～60 歳代）の肥満者の割合は改善されたが，脂肪エネルギー比率や野菜の摂取量などは改善が見られず，とくに 20～40 歳の脂肪エネルギー比率の高い（30% 以上）者の割合や朝食欠食率の高さ，野菜摂取量や体重コントロールを実践する人の割合の低さ，そして男性肥満者の割合の増加など，青・壮年期は，すべての年代のなかでもっとも多くの問題を抱えている．ただ自分の適正体重を維持することのできる食事量の理解やメタボリックシンドロームを認知している人の割合など知識や態度レベル，またヘルシーメニューの提供や栄養に関する学習や活動への参加では改善がみられている．

朝食の欠食率

　2019（令和元）年国民健康・栄養調査報告（厚生労働省）では，朝食欠食率は 15～19 歳の男性 19.2%，女性 5.9% に対し，20～29 歳男性は 27.9%，女性 18.1%，30～39 歳男性 27.1%，女性 22.4% と，成人期に欠食率が急激に高くなる．

30 歳代からの肥満

　2019 年（令和元）年国民健康・栄養調査報告（厚生労働省）では，肥満者（BMI ≧25 kg/m²）の割合は男性 31.8%，女性 21.6% である．この 10 年間で見ると，男女ともに有意な変化は見られないが，50～59 歳代の男性の 3 人に約 4 割（39.2%），女性の約 2 割（20.7%）が肥満（BMI）である．

表 4.5.1　日本人の主な傷病の総患者数　　（単位：千人）

順位	主な傷病	総数	男	女
1	高血圧性疾患	9937	4313	5643
2	歯肉炎及び歯周疾患	3983	1621	2363
3	糖尿病	3289	1848	1442
4	脂質異常症	2205	639	1565
5	う蝕	1907	832	1075
6	悪性新生物〈腫瘍〉	1782	970	812
7	心疾患（高血圧性のものを除く）	1732	963	775
8	気分［感情］障害（躁うつ病を含む）	1276	495	781
9	喘息	1117	509	607
10	脳血管疾患	1115	556	558

注：総患者数は，表章単位ごとの平均診療間隔を用いて算出するため，男と女の合計が総数に合わない場合がある．

※ 総患者数（傷病別推計）：調査日現在において，継続的に医療を受けている者（調査日には医療施設で受療していない者を含む．）の数を次の算式により推計したものである．

総患者数＝入院患者数＋初診外来患者数＋（再来外来患者数×平均診療間隔×調整係数（6/7））

（厚生労働省：2017（平成 29）年患者調査の概況）

食生活指針

　毎日の食生活を振り返る
きっかけとして，栄養，自
己管理，環境問題，生活文
化まで含む 10 項目よりな
る．厚生労働省，農林水産
省，文部科学省の 3 省合同
で，2000（平成 12）年に作
成された．2016（平成 28）
年に一部改正された．

1. 食事を楽しみましょう.
2. 1 日の食事のリズムか
ら，健やかな生活リズムを.
3. 適度な運動とバランス
のよい食事で，適正体重の
維持を.
4. 主食，主菜，副菜を基
本に，食事のバランスを.
5. ごはんなどの穀類を
しっかりと.
6. 野菜・果物，牛乳・乳
製品，豆類，魚なども組み
合わせて.
7. 食塩は控えめに，脂質
は質と量を考えて.
8. 日本の食文化や地域の
産物を活かし，郷土の味の
継承を.
9. 食料資源を大切に，無
駄や廃棄の少ない食生活を.
10.「食」に関する理解を
深め，食生活を見直してみ
ましょう.

女性のやせ

　厚生労働省の「国民健
康・栄養調査」2015（平成
27）年では，やせの者(BMI
< 18.5 kg/m^2) の割合は男
性 4.4%，女性 11.8%であ
る．特にこの 10 年間で，
男性では変化はないが，女
性では 20 歳代 20.7%，30
歳代 16.4%，40 歳代 12.9%
と，若い女性のやせの割合
が有意に増加している.

バーカー説

　妊婦に栄養不足の状況が
続くと，胎児の体内で栄養
素を効率よく使うための遺
伝子発現制御系の変化（エ
ピジェネティクス）が起こ
る．そのため胎児は脂肪を
蓄えやすい体質になり，肥
満や生活習慣病を発症しや
すくなるという説.

3）肥満と疾病

　この時期の男性は，家庭や職場での責任が大きくなり，ストレスや睡眠不足などが増加するとともに，接待や付き合いなどにより外食や飲酒量が増加する．生活リズムや食事リズムも乱れやすく，定期的にからだを動かす機会も少なくなる．また壮年期頃より，生理的な筋肉量の低下により基礎代謝量は減少するが，多くの人は青年期と同じ食事量を摂取するため，徐々に肥満の発生率が高くなる．女性も同様に壮年期にかけて育児・家事労働の軽減や産後の体重増加，基礎代謝の低下などをきっかけに肥満が起きやすくなる.

　このような現状に対し，国民の健康の増進，生活の質の向上および食料の安定供給の確保を図るため，国は 2000（平成 12）年「食生活指針」を策定し，栄養士などの食生活改善関係者，教育分野，食品産業分野，農林漁業分野に取り組みの推進を図るとともに，国民的運動として展開を促した（食生活指針については 2016 年 6 月一部改正された）．また，食生活指針を具体的な行動に結びつけるため「何を」，「どれだけ」食べたらよいかを示すツールとして食事バランスガイドがつくられた（表 4.5.2）．食事バランスガイドを用いれば，食生活指針（左欄参照）の 4，5，6，10 の項目について理解を深めることができる．さらに 8 項目めについては，地域の特産物や郷土料理を取り入れた地域別の食事バランスガイドも作成されている．ただ食事バランスガイドの活用にあたっては，30～60 歳代の男性肥満者，単身者など，あまり食生活に興味のない人々へのメッセージであることを理解し，活用することが重要である.

4）成人期の女性と疾病

　女性では，思春期に引き続きやせ願望による過剰なダイエット志向が見られ，とくに 20 代女性のやせの割合は，5 人に 1 人（20.7%）といわれている．しかし，妊娠期のやせは，子どもの将来に肥満を招く（バーカー説）といわれており注意が必要である．また壮年期になると，ホルモンバランスの乱れによるのぼせや動悸，異常な発汗や耳鳴りなどの身体的症状のほか，イライラや不安感，うつ，不眠などの精神的な症状を訴える女性が多くなる．これらの症状は更年期障害といわれ，症状の程度は個人差が大きく，男性に比べ女性の方が 9 倍多い．医師により更年期障害と診断されるのは 2～3 割程度であるが，このような半健康の状態では，潜在的な栄養障害の可能性があることに配慮が必要である．またエストロゲンは，骨吸収の抑制（骨が壊されるのを防ぐ）作用を持つため，閉経後の 2 年間は，骨密度が 1 年あたり 3～5%，その後は年に 1～2%減少するような急激な骨密度の低下を示す．さらにエストロゲンは，血中 LDL コレステロールの分解と排泄，動脈硬化抑制などの作用をもつため，閉経頃より脂質異常症が約半数に見られるようになる．①適正エネルギーの摂取，②栄養バランス，③カルシウム摂取に配慮した食事，そして運動を生活に取り入れる工夫をするとともに，大豆製品

表 4.5.2　食事バランスガイド

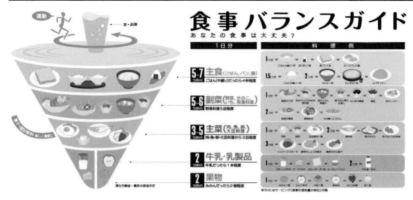

「食事バランスガイド」は，望ましい食生活についてのメッセージを示した「食生活指針」を，具体的な行動に結びつけるツールとして，厚生労働省と農林水産省により平成 17 年 6 月に策定された.

1 日に「何を」「どれだけ」食べたらよいかの目安を分かりやすくイラストで示してある.

出典：厚生労働省・農林水産省決定食事バランスガイドフードガイド検討会報告書

　食事バランスガイドは，回転（運動）することにより初めてバランスが確保される"コマ"の型を採用し，食品ではなく，料理の組合せを中心に表現してある. そのため，1 日の健康的な食事例，また自分の食生活の振り返りのためのツールとして活用可能である.

　フードガイドの区分：主食，主菜，副菜，牛乳・乳製品，果物の 5 つに区分され，嗜好食品は，紐で表示されている.

　各料理区分の量的基準及び数え方：料理区分ごとに，1 日にとる料理の組合せとおおよその量が表示されている.

　基本形：「成人向け」（想定エネルギー量は 2200±200 kcal）. 区分ごとに 1 日にとるおおよその量が表示されている.

　単位は，「1 つ」（SV・サービングの略）：各料理について 1 回当たりの標準的な量を大まかに示してある.

　1SV：主食＝炭水化物 40 g，副菜＝野菜 70 g，主菜＝たんぱく質 6 g，牛乳・乳製品＝カルシウム 100 mg，果物＝果物 100 g が基準

食事摂取基準（2015）による性・年齢・身体活動レベルから見た 1 日に必要なエネルギー量と「摂取の目安」

男性	活動強度	エネルギー	主食	副菜	主菜	牛乳・乳製品	果物	エネルギー	活動強度	女性
6〜9 歳		1400〜2000	4〜5	5〜6	3〜4	2	2	1400〜2000		6〜11 歳
70 歳以上	低い									70 歳以上
10〜11 歳	ふつう以上	2200±200	5〜7	5〜6	3〜5	2	2	2200±200	低い	10〜11 歳
12〜69 歳	低い	2400〜3000	6〜8	6〜7	4〜6	2〜3	2〜3	2400〜3000	ふつう以上	12〜69 歳

身体活動レベル：「低い」：生活の大部分が座位の場合，「ふつう以上」：歩行や立位作業が多い場合や活発な運動習慣がある場合
※強いスポーツ等を行っている場合は，さらに多くのエネルギーを必要とするので，身体活動レベルに応じて適宜必要量を摂取する.
・1 日分の食事量は，活動量に応じて，各料理区分における摂取の目安（つ（SV））を参考にする.
・2200 kcal の場合は，主食（5〜7 つ），副菜（5〜6 つ），主菜（3〜5 つ），牛乳・乳製品（2 つ），果物（2 つ）から，主食の量，主菜の内容（食材や調理法）と量を加減してバランスの良い食事にする
○成長期で，身体活動レベルが特に高いまたは低い場合は，主食・副菜・主菜の SV 数を，必要に応じて増減させる.
○肥満（成人で BMI ≧25）のある場合には，体重変化を見ながら適宜，「摂取の目安」のランクを 1 つ下げることを考慮する.

（活用例）自分の食生活を振り返ってみよう！！
■自分の体型をチェックしてみましょう
　　　　身長　160 cm　　体重　50 kg　　BMI 19.5
■年齢，性別，活動量より，左図を使って自分の適量（SV）をチェックしましょう
　　・女性，20 歳，5 時間程度の歩行 ⇒ 2200 kcal
■自分の 1 日の適量を，書き込みましょう.

エネルギー	主食	副菜	主菜	牛乳	果物
2200 kcal	6 SV	5 SV	4 SV	2 SV	2 SV

■今日は何を食べたか書き出してみましょう
朝食（おにぎり 1 個，お浸し，ハンバーグ小 1，牛乳半杯，リンゴ半個）
昼食（うどん・具たくさんみそ汁，唐揚げ小 2 個）
夕飯（ご飯 2 杯，胡麻和え，冷奴，生姜焼き，チーズ・みかん 1 個）

■料理例を見ながら，一日に食べた食事の量を料理区分ごとに「つ」に換算してみましょう.
　朝食は，主食 1 つ　副菜 1 つ　主菜 1 つ　牛乳 1 つ　果物 1 つ
　昼食は，主食 2 つ　副菜 1 つ　主菜 1 つ
　夕飯は，主食 2 つ　副菜 1 つ　主菜 3 つ　乳製品 1 つ　果物 1 つ
■数の分だけコマを塗ってみましょう（下図）

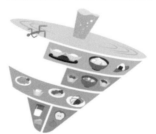

■コマは，傾いていませんか？
■何を減らして，何を増やせばいいですか
＊毎日続けて，自分の食生活のバランスをより長い目でチェックしていきましょう！！

厚生労働省：日本人の食事摂取基準（2010 年版）の改定を踏まえた「食事バランスガイド」の変更点について，2010 改変

に含まれるイソフラボンは，エストロゲンに似た構造をしているため，大豆製品を多く用いた食事により症状が緩和することが報告されている．

● 4.5.2　ワークライフバランスと栄養教育 ●

　現在の日本の労働環境として，労働時間が長く過労の状態にある者が多い．長時間労働は，健康維持に大きな影響を及ぼすが，本人の意に反して行うケースだけでなく本人の意思で自ら長時間労働をしている場合も多い．**労働時間と仕事への満足度**を調査した報告では，労働時間が長くなるほど，労働者の仕事の満足度は増してくるが，労働時間が長くなるにつれてメンタルヘルスは悪化することを観察している（図4.5.1）．つまり仕事は，**中毒財**であり，仕事時間が長くなればなるほど満足度は上がるが，本人のやる気や満足度に関係なく精神面でダメージを受けていることに気がつかない状況に陥る．このように労働時間一つをとっても，個々人で改善することは困難である．だれもが健康的な生活，さらに仕事と子育て・介護を両立できる環境が整備されるためには，職場ぐるみ，企業ぐるみで，働く人の健康，栄養・食生活のあり方を考える必要がある．

　そのため内閣府は「仕事と生活の調和推進室」を中心に，経済界，労働界，国・地方公共団体が協力して，①就労による経済的自立が可能な社会，②健康で豊かな生活のための時間が確保できる社会，③多様な働き方・生き方が選択できる社会を目指して，「仕事と生活の調和（ワーク・ライフ・バランス）憲章」および「仕事と生活の調和推進のための行動指針」を2007（平成19）年に策定した．さらに2010（平成22）年には新たな視点や取り組みが盛り込まれた形で，各界のトップによる合意がなされ，人々が仕事と生活の調和のとれた生活を送れる環境整備推進のため目標値に向けた取り組

ホルモンバランスの乱れ
　卵巣の機能低下とともに卵胞ホルモンの分泌が減少する．そのため，卵胞ホルモンの分泌を促進する卵胞刺激ホルモンが下垂体より多量に分泌される．しかし卵胞ホルモンは分泌されないため，さらに刺激ホルモンの分泌が多くなるというアンバランスな状態が起きる．

更年期障害
　ホルモンのアンバランスな状態が続くことにより起きる．ほてり，発汗，動悸などの身体症状，また不眠，うつ症状などの精神症状などの不調を感じる．

労働時間と仕事への満足度
　黒田ら（2016）は，1万985社で働く労働者を対象に，労働時間，仕事への満足度，そしてメンタルヘルスの関係を調査した結果，労働時間が長くなるほど，とくに55時間/週を超えるあたりから，労働者の仕事の満足度が増していくが，労働時間が長くなるにつれてメンタルヘルスが悪化することを報告している．

中毒財
　過去に消費した量が多いほど，それを消費したくなる財のこと．アルコールや薬物などのように，使用量が増えるに従いその物質（行動）に依存していく状態．

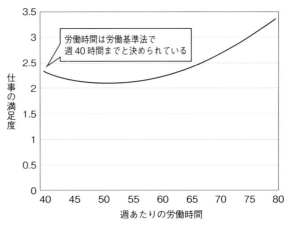

図4.5.1　仕事満足度と労働時間との関係

（黒田祥子，山本　勲：Why Do People Overwork at the Risk of Impairing Mental Health?，2016）
＊仕事の満足度は，仕事から得られる達成感や自己効力感，職場で必要とされているという自尊心など，「非金銭的な効用」を指標としている．

表 4.5.3　「仕事と生活の調和（ワーク・ライフ・バランス）憲章」および「仕事と生活の調和推進のための行動指針」と推進体制

【「仕事と生活の調和（ワーク・ライフ・バランス）憲章」】
　　　　仕事と生活の調査を推進するための「大きな方向性」が提示してある
　　　　　　　⇒仕事と生活の調和の必要性，調和が実現した社会の姿，その実現に向けた各主体の役割など
【「仕事と生活の調和推進のための行動指針」】
　　　　「企業や働く者，国民の効果的な取組」，「国や地方公共団体の方向性」が提示してある
　　　　　　　⇒各主体の取組，目指すべき 13 項目の数値目標，実現度を測る指標，推進状況の点検・評価の仕組みなど

推進体制
　　　仕事と生活の調和連絡推進・評価部会
　　　⇒「憲章」・「行動指針」に基づき，点検・評価，連携推進を進める
　　　経済界，労働界，国・地方団体の各代表による「官民トップ会議」のもとに
　　　「連携推進・評価部会」が設置され，部会を中心に社会全体で取り組みの輪を広げる.

【取り組むべき事項】
総論：社会的気運の醸成
①就労による経済的自立が可能な社会のために
　　　➡非正規雇用の労働者などの経済的自立支援とセーフティ・ネットの強化
　　　➡若年者の就労・定着支援など
②健康で豊かな生活のための時間が確保できる社会のために
　　　➡仕事の進め方の効率化の促進，長時間労働の抑制に向けた取り組みなど
③多様な働き方・生き方を選択できる社会のために
　　　➡仕事と子育て等の両立支援
　　　➡仕事と介護の両立支援など

【設定の指標と数値目標および動向】

	指標	2006（基準値）	2015（最新値）	2020（目標値）
①	フリーター数	約 187 万人	167 万人	124 万人
②	週労働時間 60 時間以上の雇用者の割合	10.8%	8.2%	5%以下
②	有給休暇取得率	46.7%（2007）	47.6%（2014）	70.0%
③	第 1 子出産前後の女性の継続就業率	39.8%（2000-2004）	38.0%（2004-2009）	55%
③	男性の育休取得率	0.5%（2005）	2.3%（2014）	13%

〔この他の指標〕
・就業率　・時間当たり労働生産性の伸び率　・労働時間等の課題について労使が話し合いの機会を設けている割合
・メンタルヘルスケアに関する措置を受けられる職場割合　・在宅型テレワーカー数
・短時間勤務を選択できる事業所の割合　・自己啓発を行っている労働者の割合
・保育等の子育てサービスを提供している割合　・6 歳未満の子どもをもつ夫の育児及び家事関連時間

（仕事と生活の調和連携推進・評価部会，仕事と生活の調和関係省庁連携推進会議　2016 年より）

みが行われている（表 4.5.3）.

● 4.5.3　勤務形態と栄養教育 ●

a. 特定健康診査・特定保健指導

　肥満は体脂肪が正常な範囲を超えて過剰に蓄積した状態であるが，①過食，②誤った食べ方，③遺伝，④運動不足，⑤熱産生障害などが複合的に関係している. 肥満の判定には，①体脂肪率，②体格指数（BMI）などが用いられるが，最近の研究において，合併症の発症は必ずしも肥満の程度とは一

BMI

肥満は，脂肪の過剰蓄積を意味するため本来体脂肪率を測定すべきであるが，脂肪量の測定は困難である．そのため体格指数（BMI：ケトレー指数ともいう）は，体脂肪量との相関係数が 0.7〜0.8 と高いことより，肥満判定によく用いられる．

内臓脂肪型肥満

超音波断層法やX線ＣＴで腹部を撮影すると，腹壁の内側や胃，腸などの内臓の間に多量の脂肪が蓄積していることがある．このようなタイプのものを内臓型肥満といい，合併症の発生率が高い．

内臓脂肪型肥満と耐糖能異常

内臓脂肪（腹腔内脂肪）が蓄積すると，脂肪細胞よりさまざまな生理活性物質（アディポサイトカイン）が異常に分泌され，糖・脂質代謝異常，高血圧，さらには心血管疾患を惹起する．

動脈硬化のリスク

日本の企業労働者 12 万人を対象とした調査では，軽症であっても「肥満（高BMI）」，「高血圧」，「高血糖」，「高トリグリセリド（中性脂肪）血症」，「高コレステロール血症」の危険因子を 2 つ持つ人は，まったく持たない人に比べ，心臓病の発症（p.149 へ続く）

致せず，脂肪の分布状態に強く関連していることが解明され，皮下脂肪型肥満よりも，内臓脂肪型肥満の方が合併症への影響が大きいことが明らかになった．とくに内臓脂肪型肥満に「高血圧」，「糖尿病」，「脂質異常症」を 2 つ以上伴う場合は，『メタボリックシンドローム』と診断され，動脈硬化のリスク，さらに生活習慣病の発症率も高くなる（メタボリックシンドロームの診断基準を表 4.5.4 に示す）．

そのため 2008（平成 20）年より，医療保険者は，40〜74 歳の加入者（被保険者・被扶養者）に対し，メタボリックシンドロームに着目した特定健康診査を毎年実施することになっている．その結果をもとに，対象者の階層化（情報提供，動機づけ支援，積極的支援）が行われる．とくに動機づけ支援，積極的支援の者については，生活習慣の改善による生活習慣病の予防効果が多く期待できるため，専門スタッフ（保健師，管理栄養士など）による生活習慣を見直すサポート（面接指導）が実施される．具体的な階層別の指導の内容は，表 4.5.5 に示す．「情報提供」は，健診受診者全員に，健診の結果に基づいた個別の情報を提供することにより，受診者が生活習慣を見直すきっかけになるような支援であり，動機づけ支援・積極的支援は，個別もしくはグループ面接により，対象者自身が生活改善の目標を設定し，行動変容が可能になるような支援を行う．教材に「健康づくりのための身体活動基準 2013」を用いた指導の例を表 4.5.6 に示す．

b. 職場給食と栄養教育

特定給食は，①喫食者の栄養を確保し，②健康の保持・増進を図り，③利用者に対する栄養教育をはじめ，その家庭や地域社会の食生活改善を図る重要なものである．しかし，その実施に関しては，健康増進法により届出や栄養報告などの義務，保健所の指導などハードルが高いため，然るべき専門家により栄養管理された給食が提供される職場はいまだ少ない．さらに健康管理部門と給食提供部門が連携し，健康管理の一環として職場給食を位置付け，従業員の健康教育へと展開している職域はほとんどない．今後は，職場におけるより健康的な"食物へのアクセス"の整備と，そうした整備との連携

表 4.5.4　メタボリックシンドロームの診断基準

内臓脂肪（腹腔内脂肪）蓄積	＜特定健康診査対象者となる者（階層化）の基準＞
・ウエスト周囲径　　　　　　男性 ≥ 85 cm，女性 ≥ 90 cm　　　（内臓脂肪面積　男女とも 100 cm^2 以上に相当）	・ウエスト周囲径が基準以上の場合　　　該当数が 1 項目は動機づけ支援，2 項目以上は積極的な支援 ・ウエスト周囲径が基準以下であるが BMI が 25 以上の場合　　　該当数が 1〜2 項目は動機づけ支援，3 項目は積極的支援
上記に加え以下のうち 2 項目以上該当する場合	
高トリグリセリド血症　　　　　　　　　150 mg/dL 以上 HDL コレステロール血症　　　　　　　　40 mg/dL 未満	＊特定健康診査の診断基準では，糖代謝に関する基準が異なる．　　血糖値 100 mg/dL 以上または HbA1c 5.2% 以上 ＊具体的な支援内容は，表 4.5.5 に示す
収縮期血圧　　　　　　　　　　　130 mmHg 以上または 拡張期血圧　　　　　　　　　　　85 mmHg 以上	
空腹時血糖値　　　　　　　　　　110 mg/dL 以上	

（メタボリックシンドローム診断基準検討委員会より）

表 4.5.5 特定保健指導の階層別支援の内容

「情報提供」	「動機づけ支援」	「積極的支援」
対象：健診受診者全員 **支援形態**：年1回，個人に合わせた情報の提供 **目的**：対象者が健診結果から，自らの身体状況を認識するとともに，生活習慣を見直すきっかけとする．	個別面接20分以上，または8名以下，80分以上のグループ面接 専門的知識・技術を持った者（医師・保健師・管理栄養士等）が，対象者に合わせた実践的なアドバイスなどを行う．	

面接内容:

① 保健指導の準備⇒環境整備，資料の確認，対象者に活用できる資料のリストの準備
　　　　　　　　　保健指導担当者間の事前カンファレンスなど

② 対象者との信頼関係の構築
　⇒自己紹介（挨拶，保健指導実施者の立場や役割，目的，タイムスケジュール等の説明）
　⇒話しやすい雰囲気づくり

③ アセスメント（情報取集・判断）⇒対象者の準備段階や理解力，意欲の確認
　・健診結果の推移，結果の持つ意味，家族歴や家族の状況などを確認し，疾病や健康に対する関心を探りながら話す．
　・結果を活用し，データと病態との関連が理解できるように教材を用いて説明する．
　⇒これまでの生活習慣についての振り返りと現状の確認
　・対象者がこれまでの自分の生活の振り返りを通して，生活習慣と健康状態及び検査結果との関連性をどの程度理解しているか，また対象者の健康への関心度などから，相手の準備性の段階を把握し，段階に応じた働きかけを行う．
　・目標設定のために，職業，通勤状況や運動量，食事量（間食，飲酒）を含め把握する．

④ 気づきの促し
　⇒対象者が生活習慣を改善することで得られるメリットと，現在の生活を続けることのデメリットが理解できるように促す．
　・検査データが悪化した時期の生活を確認する．
　・健診結果やこれまでの話から，生活習慣の改善の必要性を実感できるように促す．
　・対象者の食習慣に合わせ，「自分の食行動や食事量」と「改善目標とする食行動や食事量（例えば間食や飲酒量など）」との違いを確認できるように促す．
　・毎日の実施が難しそうな場合は，週に何回か実施することでもメリットがあることを説明する．
　・無関心期の場合は，目標設定に至らなくても，メタボリックの病態や予後についての意識づけを行う．
　⇒良い生活習慣と悪い生活習慣の比較→身近な人の出来事など本人の気になる健康習慣や病態を伝える．
　⇒グループワークの活用→グループワークの場合は，グループダイナミクスを利用する．

⑤ 対象者の自己の健康運動と，科学的根拠のある方法の理解の促進及び教材の選定
　⇒対象者の行動変容を促すことができるような教材の選定
　・対象者が体に起こっている変化を実感し，現在の健康状態を理解できるような教材．
　・運動エネルギー消費量とよく食べる料理・菓子・アルコールなどのエネルギー量を一緒に見ながら考えることができる教材．

⑥ 目標の設定⇒自己決定の促し→日々の生活の中で実行でき，継続できる具体的な目標を自ら決める．
　　　　　　　行動化への意識付け→決めた目標を見やすい場所に明示し，家族や友人に宣言する．
　　　　　　　社会資源・媒体などの紹介→記録表や万歩計，施設や教室の紹介．

⑦ 継続的フォロー⇒継続フォローの重要性の説明と了解

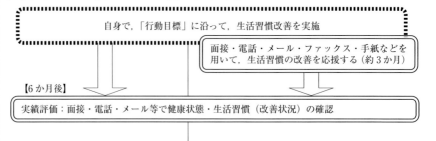

自身で，「行動目標」に沿って，生活習慣改善を実施

面接・電話・メール・ファックス・手紙などを用いて，生活習慣の改善を応援する（約3か月）

【6か月後】

実績評価：面接・電話・メール等で健康状態・生活習慣（改善状況）の確認

（「標準的な健診・保健指導に関するプログラム（確定版）」2013年より）

（p.147 から続き）リスクが 10 倍近くに，3〜4 つあわせもつ人では，31 倍にもなる．たとえ異常の程度が軽くても複数の危険因子が重複する場合は，動脈硬化が起きやすい（厚生労働省作業関連疾患総合対策研究「宿主要因と動脈硬化性疾患に関する研究」1995年）．

表 4.5.6　健康づくりのための身体活動基準 2013 と内臓脂肪減少のためのエネルギー調整シート

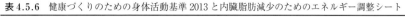

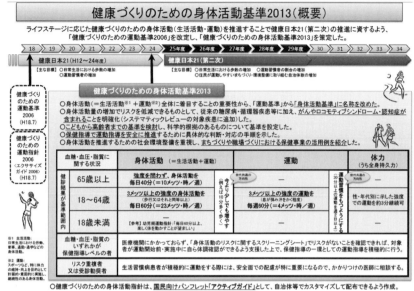

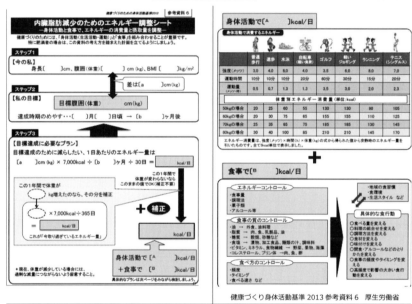

健康づくり身体活動基準 2013 参考資料 6　厚生労働省

で利用者へ健康教育／栄養教育を行うための人材面の整備が望まれる．

c. 心とからだの健康づくり運動と栄養教育

心とからだの健康づくり運動（THP：total health promotion plan）は，若い頃から継続的で計画的な健康づくりを進めるため，働く人の「心とからだの健康づくり」をスローガンに進めている健康保持増進政策で，厚生労働省は，各事業所に対しこの運動を推進するための指針を公表している．

THP は，THP スタッフにより健康づくり計画が作成され，計画に沿った推進体制が整えられた後，研修を修了した産業医による健康測定が行われ

心とからだの健康づくり運動（THP）

心と体の健康づくり運動（THP）は，1988（昭和 63）年の労働安全衛生法改正（労働省）により提唱された．中高年労働者の健康保持増進対策いわゆる SHP（silver health plan）が発展したものである．

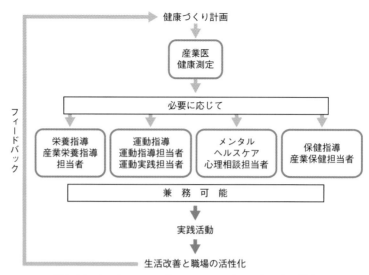

図4.5.2　トータルヘルスプロモーションプラン（THP）の流れ

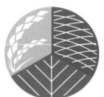

このシンボルマークは,
・主食（左上）：稲穂のイラストに黄色い背景
・主菜（右上）：魚の鱗模様に肉をイメージする赤色
・副菜（下）　：緑色で野菜の葉
を表現し, 主食, 主菜, 副菜を組み
合わせることで, 多様な食品から必
要な栄養素をバランスよくとること
ができることを示している.

図4.5.3　「健康な食事」の認証マーク
（厚生労働省：日本人の長寿を支える「健康な食事」のあり方に関する検討会報告書, 2015）

る. その結果に応じて,「食生活上問題が認められた労働者」には, 産業栄養指導担当者による食習慣や食生活の評価と改善の指導が,「運動が必要と判断された労働者」には, 運動指導担当から労働者一人ひとりにあった運動指導プログラムの作成と運動指導, 運動実践担当者による運動実践のための援助が,「メンタルヘルスケアが必要とされた労働者」には, 産業医の指示のもとに, 心理相談担当者によるストレスに対する気づきへの援助やリラクセーションなどの指導が,「生活指導が必要とされた労働者」には, 産業保健指導担当者による, 睡眠, 喫煙, 飲酒, 口腔保健などの指導および教育が行われる. THP は, このような早期に連携された診断と指導が行われることで, 労働者が積極的に実践活動に取り組み, 生活習慣の改善が行われることで, 最終的に職場が活性化されることを目的としている（図4.5.2）.

d. 外食・中食と栄養教育

　ライフスタイルの変化, 共働き世帯の増加などにより, 従来家事労働とされていた食事づくりが外部化されつつある.「調理済食品」は忙しい人や料理の嫌いな人にとっては「強い味方」であるが, 一般的に外食や中食は, 野菜や果物が不足しやすく, 脂質やたんぱく質の過不足などで栄養が偏りやす

食事づくりの外部化

外食市場規模は，2014（平成 26）年は 24 兆 3,686 億円であり，1997（平成 9）年のピーク時と比べると約 4 兆 7,000 億円（16.2%）減少している．一方，「料理品小売業」（「もち帰り弁当店」・「惣菜店」などのいわゆる「中食（なかしょく）」）は，着実に右肩上がりの増加を続けており，2014（平成 26）年は約 6 兆 8,000 億円と前年比 4.3%増加し，「外食縮小・中食拡大」という図式が続いている（公益財団法人 食の安全・安心財団調べ）．

栄養成分表示を行っている飲食店

外食の機会が増加していることを受けて，国民自らが食生活を改善できるための環境づくりを目指し，1990（平成 2）年厚生労働省は「外食料理の栄養成分表示ガイドラインの普及について」を各都道府県，政令市，特別区衛生主管部宛てに依頼し，外食産業の積極的な栄養成分の表示を進めている．

宗教による禁忌食（ハラル食）

p.169 参照．

い．忙しい状況のなかで自炊を進めるだけでなく，メニューを選ぶ際は「主食＋主菜＋副菜」が揃うように気をつけたり，単品で済ませてしまった場合はおやつに野菜ジュースやヨーグルトなどを補給するなど相手ができることからはじめるような指導も大切である．また，「栄養成分表示」の食品や「健康な食事の認証マーク」（図 4.5.3），また栄養成分表示を行っている飲食店も増えている．それらに示された栄養成分をもとに食品選択ができるようなスキルを身につけることが望まれる．

e. 単身生活者と栄養教育

1 人寂しく食べる「孤食」は，味気ないばかりでなく，唾液の分泌の低下や胃腸の機能低下，さらに不規則な食事時間を招くなど，食べ物の消化や吸収にも悪影響を与える．

単身者の夕食は「ご飯を炊き，おかずは買う」というのが一般的な状況である．内食は，「1 人で食べるには量が多く，食べ残しや食材をすぐ腐らせてしまう」と半数以上の人が感じているため，お弁当などの市販食品を利用した方が得と思っている者が多い．しかし，栄養バランスはとれていない状況であり，食材を無駄にせず計画的に食卓を整えるために，料理のレパートリーをふやしたり市販食品の組み合わせ方を学んだり，また単身生活者同士で誘い合うなど，みんなで楽しく食べるような工夫が必要である．

f. 外国人に対する栄養教育

日本社会の国際化は予想を上回る速度で進み，総婚姻件数に占める国際結婚の割合が，2025 年には 1 割以上を占めると予測されている．国際化のなかで，親が外国人の子どもが急増しており，さまざまなルーツをもつ子どもたちがともに育っている．そのため今後，さまざまな国籍，文化，言語，宗教をもつ人々がお互いの文化やコミュニティを尊重しつつ，社会のなかでどのように共生していくかが問われている．食に関しても宗教，文化により禁忌食品や好みが異なることを十分配慮し教育する態度が必要である．

参 考 文 献

石見佳子，東泉裕子：腸内細菌が作り出す大豆イソフラボン代謝産物の有用性と安全性—エクオールの可能性．化学と生物，51（2），74-77，2013

Kuroda S, Yamamoto I：Why Do People Overwork at the Risk of Impairing Mental Health? The Research Institute of Economy, Trade and Industry, 2016

厚生労働省：統計情報・白書，平成 26 年（2014）患者調査の概況，5．主な傷病の総患者数，2017

厚生労働省健康局健康課：平成 26 年　国民健康・栄養調査の結果第 1 章身体状況及び糖尿病等に関する状況，2016

厚生労働省健康局：標準的な健診・保健指導プログラム（確定版），2007

第一出版編集部：厚生労働省・農林水産省決定　食事バランスガイド—フードガイド（仮称）検討会報告—，2015

Taku K, Umegaki K, Sato Y, Taki Y, Endoh K, Watanabe S：Soy isoflavones lower serum total and LDL cholesterol in humans: a meta-analysis of 11 randomized controlled trials, *Am. J. Clin. Nutr.*, **85**(4), 1148-1156, 2007

デイヴィッド・バーカー（著），藤井留美（訳）：胎内で成人病は始まっている―母親の正しい食生活が子どもを未来の病気から守る，ヴィレッジブックス，2005

Michael G. Newman：歯周病医学―口腔と全身の健康との密接な関係，日本歯科評論，**686**，181-200，2000

宮崎　茂：メタボリックシンドロームの新診断基準，臨床栄養，**108**(6)，645-652，2006

4.6　高齢期の栄養教育

■到達目標

①高齢期の栄養教育の特徴を理解する

②高齢期の栄養教育における留意事項を理解し，実践の場において活用することができる

4.6.1　高齢期の栄養教育の特徴と留意点

　高齢期の栄養学的特徴は，大別して2つある．第一に，身体的・生理学的変化による健康障害の増加，第二に個人差が大きくなることである．前者について，高齢期では負の加齢現象が顕在化し，老化現象が進行する．このような身体的・生理学的変化が高齢期の特徴であるが，この変化に対して適応する能力も若年期に比べ低下していることが重大な問題である．すなわち，変化に対する不適応により，さまざまな健康障害が現れてくる．また，高齢者では，複数の疾患をあわせもつことも多い．したがって，これまで営んできた食生活を維持しているだけでは健康を保つことが困難であり，適切なケアプランの作成と適切な栄養教育の実施が必要である．後者について，高齢者は健康状態，身体状況，社会的環境などの個人差が大きいため，個別対応が望ましい．したがって，個別に正確なアセスメントを実施し，総合的に栄養状態を判定することが適切な栄養教育につながる．そのためには，管理栄養士・栄養士だけでなく，医師，看護師，介護支援専門員（ケアマネジャー），理学療法士など多職種の協力が必要である．

　高齢期の栄養教育では，疾病の進行を抑え，機能低下を補うことによって，健康長寿を全うできることが目標となる．健康日本21（第二次）において，健康寿命の延伸を実現するためには，生活習慣病の予防とともに，社会生活を営むための機能を高齢になっても可能な限り維持することが重要であると示されている．生活機能に障害が生じると要介護状態あるいは要支援状態となり，WHO（世界保健機構）は，生活機能の自立を高齢期の健康の指標とすることを1984(昭和59)年に提唱している．

　従来，生活機能障害の分類には，WHOが1980(昭和55)年に発表した

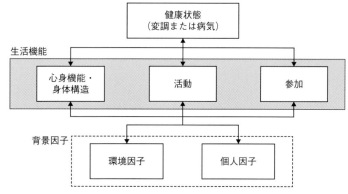

図 4.6.1 国際生活機能分類 (ICF) の構成要素間の相互関連

誤嚥しやすい食品形態
1. 水分状のもの（水，お茶，ジュース，みそ汁）
2. 繊維状のもの（たけのこ，ごぼう，もやし，ぼそぼそした魚）
3. スポンジ状のもの（食パン，カステラ，凍り豆腐）
4. かまぼこ状のもの（かまぼこ，ちくわ）
5. 口腔内に付着しやすいもの（干しのり，わかめ，なっぱ，ウエハース）
6. のどに詰まりやすい種実類（だいず，ごま，ピーナッツ）
7. 酸味が強くむせやすいもの（オレンジジュース，梅ぼし）

（手嶋，1994）

誤嚥と栄養障害を防ぐためのポイント
1. 誤嚥しやすい食物形態をさける．例：水分状，繊維状，スポンジ状，かまぼこ状，口腔に付着しやすい形状，のどに詰まりやすい種実類，酸味の強いものなど
2. 嚥下しやすいテクスチャーに調整する．口腔をなめらかに通過し，むせず粘つかず，嚥下できる密度の均一なもの．例：ゼリー状，プリン状，ピューレ状，ネクター状，寄せものなど
3. 食事中に誤嚥の症状の有無をよく観察する．例：むせ，咳，痰，のどの違和感，声質の変化，食欲の低下，食べ物の好みの変化，食べ方の速さ，流涎，疲労など
4. 摂食内容・量の不足に注意する．例：水分，食物繊維，ビタミン類，ミネラル類，その他の栄養素など（食品・水分摂取量の記録をとり，不足分には栄養補助食品（剤）などで補う）

（手嶋，1994）

「機能障害，能力障害，社会的不利の国際分類（ICIDH）」が用いられてきた．しかし，障害と環境との関係で見る視点が弱いことや，障がい者にとってはむしろ逆方向の過程が問題となるなどの批判があり，WHO は 2001 年に，改訂版として「国際生活機能分類；ICF（international classification of functioning disability and health）」を採択した．ICF は，人の生活機能と障害について，「心身機能・身体構造」，「活動」，「参加」の 3 つの次元，および，関連する「健康状態」，「環境因子」，「個人因子」の各構成要素が双方向的な関連をもつ相互作用モデルを提唱している（図 4.6.1）．

高齢者の生活機能としては，日常生活動作能力（activities of daily living：ADL）と，もう 1 段高いレベルの手段的 ADL（instrumental ADL：IADL）が知られている．ADL は洗面，排泄，入浴，着脱衣，食事，簡単な移動などの家庭内での基本的な生活能力であるが，IADL は，買い物をする，電話をかける，金銭の管理をするなどのことができるかどうかが問題となる．このような身体機能を衰えさせないということも栄養教育の目標であり，これを達成することが高齢者の QOL の向上につながると考えられる．

a. 食生活上の問題点と栄養教育

1）咀しゃく・嚥下機能の低下

高齢者は，加齢とともに歯が欠損し，舌の運動機能が低下，唾液の分泌が低下し，結果的には咀しゃく機能が低下する．また，喉周辺の筋肉や嚥下中枢（延髄）の機能が衰えることによって，嚥下が困難となり，誤嚥が起こりやすい．

栄養教育を実施する際には以下の項目について考慮する．

①摂取可能な調理形態，調理方法の選択（水分が多いもの，サラサラした液状のものは誤嚥を起こしやすいので避ける）

②食事の姿勢（寝たきりの場合は，30 度腹臥位にする）

③食べ方・食べさせ方（よくかみ，味わいながらゆっくり食べる）

④口腔ケア（歯の治療，咬合の改善，肺炎の要因となる口腔内細菌の減少）

体重減少率の評価基準 (%)

期間	明らかな体重減少	重度の体重減少
1週間	1〜2	＞2
1か月	5	＞5
3か月	7.5	＞7.5
6か月	10	10

(Gibson, 1990)

体重減少率 =（健常時の体重 −
測定体重）/健常時の体重 ×100

低栄養のリスクファクター
1) 歯や消化器に障害がある
2) 身体が不自由で買い物, 調理, 食事が困難である
3) 一人暮らしで, 周囲の人々とほとんど交流がない
4) 栄養の知識や食事に対する興味が乏しい
5) 家に閉じこもりがちで, あまり身体を動かさない
6) 一日に摂取する食品の数が少ない
7) 食欲がなく食事を抜かしたり, 半分以上残すことが多い
8) 慢性疾患の治療薬を常用している
9) 精神的機能が低下している
10) 食事に対する支出が少ない
（高齢者の栄養管理より）

高齢期にみられるたんぱく質・エネルギー低栄養状態は, 次の3つに区分される.
① クワシオルコル型
たんぱく質の欠乏した状態であり, エネルギーの栄養状態には問題はない. 成人でのクワシオルコル型たんぱく質・エネルギー低栄養状態は, 疾患や外傷などの生理的ストレスがある場合に引き起こされ, 血清アルブミン値の低下がみられる. 一方, 体重減少はあまりみられない.
② マラスムス型
慢性的にたんぱく質と同時にエネルギー欠乏が起こっているが, とくにエネルギーとたんぱく質の摂取が長期間不足したときに起こりやすい. なお, 血清アルブミン値はわずかに低下

⑤低栄養と脱水を防ぐ栄養管理の実施
　誤嚥しやすい食品形態と食べ物の例ならびに誤嚥と栄養障害を防ぐためのポイントを注釈に示す.

2）低栄養

　高齢者は, 慢性疾患などの機能障害, 嚥下障害や消化機能低下による食欲の低下などにより, 摂食量が低下する場合が多い. 身体状況だけでなく, 定年退職などによる社会環境の変化や収入の減少, 喪失体験による心理的変化から社会的孤立感や孤独感が高まり, 食欲の低下, 食事摂取量の低下がみられる. このような食欲の低下, 摂食量の低下は, 低栄養を引き起こす（低栄養のリスクファクター参照）.

　対象が低栄養状態にあるかどうかは, 体重の減少率（左欄の表参照）と血清アルブミン値（3.5 g/dL 以下）によって推測できる. 高齢者にみられる最大の栄養上の問題は, たんぱく質・エネルギー低栄養状態（protein energy malnutrition, PEM）である. PEM に陥らないようにするためには, 食事からのエネルギー摂取, たんぱく質の摂取が適正であるかどうかに気をつけていくことが必要である. 低栄養は身体活動量の低下を招くだけでなく, 多くの疾患の原因となりうる. 免疫力の低下による感染症罹患時の抵抗力の低下, 褥瘡の発生は, 健康寿命を短縮させ著しく QOL を低下させる.

　低栄養を予防するためには, まず主食や主菜をしっかりと食べ, 栄養バランスのよい食事を摂取することである. また, 高齢者の身体的特性を考慮した, 咀しゃく・嚥下のしやすい食事の工夫をする配慮も必要である.

3）骨粗しょう症

　骨粗しょう症は,「骨強度の低下を特徴とし, 骨折のリスクが増大しやすくなる疾患」と定義され, 症状としては腰や背中のゆがみ, 身長の縮み, 円背などが現れる. とくに, 女性は骨量の維持に働くエストロゲンが閉経により低下するため, 骨量が低下しやすく, 骨粗しょう症の発生頻度が男性より高い.

　高齢者の骨粗しょう症でもっとも問題となるのは, 骨折をきっかけに寝たきりになることである. 予防するには, 若年期に運動をすることで, 最大骨量（ピークボーンマス）をできるだけ多く獲得しておくことである. 高齢者の骨粗しょう症予防においても, この原則は変わらない. 食生活の面では, 緑黄色野菜, 大豆, 海藻類などを摂るとよい. 運動の面では, できる範囲でウォーキングやゲートボールなどの運動をして, 骨量の維持に努めるのがよい.

4）認知症

　認知症とは, 脳血管障害, アルツハイマー病その他要因に基づく脳の器質的な変化により日常生活に支障が生じる程度にまで記憶機能およびその他の認知機能が低下した状態をいう. 認知症の原因疾患は高齢期には誰でも起こ

する程度である.

③混合型

クワシオルコル型とマラスムス型の混合した状態で, 高齢者に多くみられる. 急性疾患・骨折・感染症・発熱・手術などの生理的ストレスが加わり, たんぱく質の栄養状態が低下したあと, 食事から十分なたんぱく質の補給が行われないと, 引きつづいて, 筋肉や体脂肪が消耗される. 混合型では, 血清アルブミン値や体重の低下がみられる.

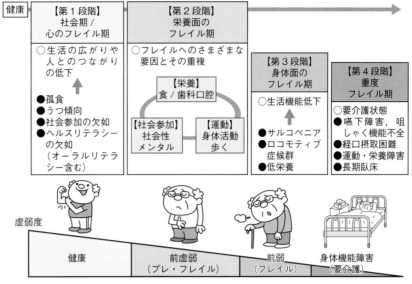

図 4.6.2　栄養（食/歯科口腔）から見た虚弱型フロー
（飯島勝矢他：大規模高齢者虚弱予防研究「栄養とからだの健康増進調査」）

る可能性がある. 認知症の症状はさまざまであるが, 食生活に関連する問題として, 食事動作ができなくなるなど日常生活動作能力（ADL）の低下, 嚥下障害, 行動障害である異食（食べられないものを口に入れる）, 食べたこと自体を忘れる知的能力の低下などがあげられる. 認知症は重度になるにしたがって自身で摂食することが困難となり, 嚥下障害が顕在化してくる. このような摂食障害・嚥下障害は, 摂食量の低下, 体重の減少をきたし, 誤嚥性肺炎をも招く. 食事のバランスをよくすることを基本に, 食事内容とともに食事介助の方法を個別対応していくことが必要である.

5）フレイル

加齢が進むにしたがって徐々に心身の機能が低下し, 日常生活活動や自立度の低下を経て, 要介護状態に陥っていく. 要介護の原因として"虚弱（フレイル：frailty）"という概念が重要視され, 複数の要因によって要介護状態に至る病態と考えられている.

フレイルとは, 高齢期に生理的予備能が低下することでストレスに対する脆弱性が亢進し, 生活機能障害, 要介護状態, 死亡などの転帰に陥りやすい状態で, 筋力の低下により動作の俊敏性が失われて転倒しやすくなるような身体的問題のみならず, 認知機能障害やうつなどの精神・心理的問題, 独居や経済的困窮などの社会的問題を含む概念である.

今後の高齢化を見据えると, いつまでも心身ともに健全で自立し続けられるようにという視点を国民全体が意識することが必要であり, 少なくとも, ①身体的問題, ②精神・心理的問題, ③社会的問題, すべて（3つの視点からの虚弱）においてバランスのとれた評価や指導も含めた積極的介入が強く

求められる．また，高齢者の介護予防のために，「食」は重要な要素となる．栄養（食/歯科口腔）から見た虚弱型フローを図4.6.2に示す．

b. 寝たきり予防と栄養教育

令和元（2019）年国民生活基礎調査によると，65歳以上の要介護者等の性別にみた介護が必要になった主な原因は，男性の第1位が脳血管疾患，第2位は認知症，女性の第1位は認知症，第2位は骨折・転倒，第3位は男女とも高齢による衰弱である．

高齢者では，疾患や骨折などが原因で，3週間程度の臥床をすると，筋力が半分にまで低下するといわれている．筋力が低下すると，動作が制限され，ますます筋力が落ちるという悪循環に陥る．寝たきりは，本人のみならず介護する家族のQOLも著しく低下させるため，予防が大切である．

寝たきりを予防するには，ADLを維持できるよう早期にリハビリテーションを始めることである．介護者は，時間がかかっても自分でできることは実行してもらえるように配慮し，高齢者が自力で実行するという気持ちを持ち続けられるように配慮し，心身の機能の低下を招かないようにする．

食生活においては，原因疾患である脳卒中，骨粗しょう症を防ぐように配慮する必要がある．脳卒中を防ぐには，まず高血圧にならないよう管理することである．とくに高齢者は，収縮期血圧が上昇しやすく，また血圧の振幅も大きいため，注意が必要である．高血圧の予防には，食塩制限，カリウムの積極的摂取，肥満の解消，禁酒・禁煙と，適度な運動がよい．しかし，高齢者の場合，長年にわたって培ってきた生活習慣を変えることは非常に難しいため，栄養教育としてアプローチをするためには工夫が必要である．骨粗しょう症については前項を参照されたい．

c. QOLと栄養教育

高齢者に限らず，栄養教育の最終目標は対象のQOLを向上させることである．成人の場合は，疾患に応じた食事療法が実施されるが，高齢者の場合，成人と同じ制限を設けることはQOLを著しく低下させると考えられる．高齢者は，好きな食べ物を好きなだけ食べること，食べられることを生きがいとしている場合が少なくないからである．この点において，高齢者に対しては，むやみに食事を制限したり生活習慣の改善を強要したりすることによって，その人のQOLを低下させないように配慮することが大切である．

● 4.6.2　超高齢社会と栄養教育 ●

介護とは，心身に障害をもつ人に対して，入浴，排泄，食事などの介護を通じて，日常生活を援助することである．日本では社会の高齢化に呼応して，介護を要する高齢者が年々増加傾向にある．このような状況から，2000（平成12）年から介護保険法が施行された．これは，要支援状態または要介

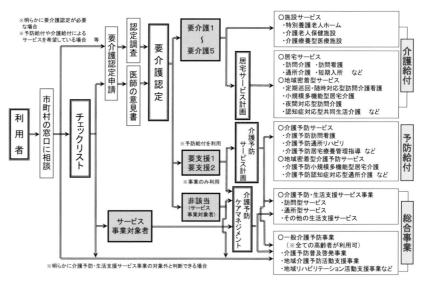

図 4.6.3　介護サービスの利用の手続き
（厚生労働省：公的介護保険制度の現状と今後の役割．https://www.mhlw.go.jp/file/06-Seisaku
jouhou-12300000-Roukenkyoku/0000213177.pdf）

護状態にある人が介護サービスを利用する際，その費用（給付費）を被保険
者から徴収する保険料だけでなく，国・都道府県・市町村にも負担させ，介
護を社会全体で支えていくことを目的としてつくられた．その後，介護保険
法は，介護保険制度の大幅な見直しにより，2005（平成 17）年に改正介護
保険法をして改正され，翌 2006（平成 18）年から施行されている．見直し
の大きな特徴としては，要介護予防重視型に転換されたことである．すなわ
ち，高齢者の自立を目指した予防介護の考え方が積極的に取り入れられた制
度に変わったことを意味している．

　介護保険が給付されるには，要支援または要介護の認定を受けなくてはな
らない．現在の介護保険制度では，要支援 1・2，要介護 1〜5 の 7 区分に分
けられている．介護サービスの利用の手続きについて，図 4.6.3 に示す．予
防給付では，介護予防サービス，地域密着型介護予防サービスを受けること
ができる．介護給付では，施設サービス，居宅サービス，地域密着型サービ
スを受けることができる．

　少子・高齢・人口減少という社会構造が予測されているわが国において，
介護保険制度の持続可能性が危惧されており，2014（平成 26）年介護保険
法改正では，地域包括ケアシステムを構築することを通じ，地域における医
療および介護の総合的な確保を推進するため，医療法，介護保険などの関係
法律について所定の整備などを行うことが示された．

　2014（平成 26）年介護保険法改正においては，在宅医療・介護連携の推
進などの地域支援事業の充実とあわせ，予防給付（訪問介護・通所介護）を
市町村が地域の実情に応じた取り組みができる介護保険制度の地域支援事業

○ 団塊の世代が75歳以上となる2025年を目途に、重度な要介護状態となっても住み慣れた地域で自分らしい暮らしを人生の最後まで続けることができるよう、住まい・医療・介護・予防・生活支援が一体的に提供される地域包括ケアシステムの構築を実現していきます。

○ 今後、認知症高齢者の増加が見込まれることから、認知症高齢者の地域での生活を支えるためにも、地域包括ケアシステムの構築が重要です。

○ 人口が横ばいで75歳以上人口が急増する大都市部、75歳以上人口の増加は緩やかだが人口は減少する町村部等、高齢化の進展状況には大きな地域差が生じています。
地域包括ケアシステムは、保険者である市町村や都道府県が、地域の自主性や主体性に基づき、地域の特性に応じて作り上げていくことが必要です。

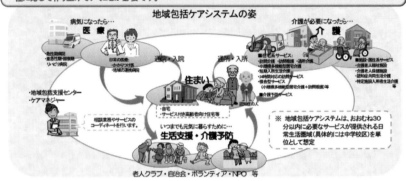

図 4.6.4 地域包括ケアシステム

（厚生労働省：地域包括ケアシステムの姿. https://www.mhlw.go.jp/seisakunitsuite/bunya/hukushi_kaigo/kaigo_koureisha/chiiki-houkatsu/dl/link1-4.pdf）

○ 訪問介護・通所介護以外のサービス（訪問看護、福祉用具等）は、引き続き介護予防給付によるサービス提供を継続。

○ 地域包括支援センターによる介護予防ケアマネジメントに基づき、総合事業（介護予防・生活支援サービス事業及び一般介護予防事業）のサービスと介護予防給付のサービス（要支援者のみ）を組み合わせる。

○ 介護予防・生活支援サービス事業によるサービスのみ利用する場合は、要介護認定等を省略して「介護予防・生活支援サービス事業対象者」とし、迅速なサービス利用を可能に（基本チェックリストで判断）。

※ 第2号被保険者は、基本チェックリストではなく、要介護認定等申請を行う。

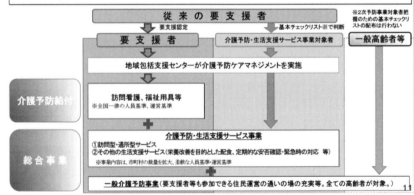

図 4.6.5 総合事業の概要

（厚生労働省：介護予防・日常生活支援総合事業の基本的考え方, https://www.mhlw.go.jp/file/06-Seisakujouhou-12300000-Roukenkyoku/0000088276.pdf）

に段階的に移行する（2017（平成29）年度まで）ことが示された．地域支援事業の1つである総合事業の概要を図4.6.5に示す．

　高齢者にとって経口摂取は，残存機能を維持・増進するだけでなく，精神的な満足感も満たすことができることから，摂食機能を適切にアセスメントすることが重要である．要介護状態にならないようにするためには栄養管理

が必須の事項であり，今後，超高齢社会を迎える日本にとって管理栄養士・栄養士の必要性が，ますます重要となると考えられる．

4.7 傷病者および障がい者の栄養教育

■到達目標
①傷病者および障がい者の栄養教育の特徴を理解する
②傷病者および障がい者の栄養教育における留意事項について理解し，実践の場において活用することができる

● 4.7.1 傷病者の栄養教育の特徴と留意点 ●

a. 傷病者の栄養食事指導

　医療サービスにおける傷病者の栄養食事指導は，医師の指示のもと，治療の一環として行われる．すなわち，栄養療法あるいは食事療法が，疾病の治療，重症化の予防，症状への対応のために必要であり，患者が栄養療法・食事療法の必要性と方法を理解し，適切に実施できるように栄養教育が行われる．たとえば，入院中は，栄養管理された病院食の提供により患者の症状はコントロールされていたとしても，退院して，患者が食事療法をうまく実施できないと，病状や症状が悪化してしまいかねない．また，周術期や脳血管疾患・心疾患などの急性期には，栄養ケアが手厚く行われ，症状の変化や回復とともに提供される食事も変化し，患者と管理栄養士の接点も多いことから，患者および家族は食事療法の必要性を比較的理解しやすい．

　一方，高血圧，脂質異常症，糖尿病といった生活習慣病においては，重篤な合併症を予防するためには患者や家族などは食事療法に取り組む必要がある．しかしながら，生活習慣病には自覚症状はほとんどなく，その結果，食事療法へのコンプライアンスあるいはアドヒアランスは低いことがある．このような場合には，行動科学理論を活用し，単に，食事療法を実践するための情報を伝えるだけでなく，患者の栄養関連の知識や態度についてもアセスメントを行い，動機付けや自己効力感を高める支援が必要となる．

b. 多職種との連携

　栄養ケアや栄養食事指導の必要性が医療スタッフにあまり認識されていない病院や病棟もまだ存在する．医師や看護師などの他職種に栄養ケアの必要性を説明する研修会なども広い定義での栄養教育に含まれる．とくに，患者が低栄養を伴う場合には，もともとの疾病治療のためにも低栄養への早期対応が必要となる．低栄養の改善には，多職種が関連することが多い．管理栄養士は，患者や家族が抱く「食べられない」「痩せてしまう」ことへの不安に寄り添いながら，栄養や食事の対応を検討するとともに，各職種の栄養ケアやカンファレンスの連絡調整を行う．さらに，低栄養リスクの患者が，他

コンプライアンス
　compliance. 医師や管理栄養士に勧められた指示をどのくらい忠実に守ることができるかの程度．

アドヒアランス
　adherence. 治療法の決定から実行までの過程にクライアントが積極的に参加すること．

院へ転院，介護保険施設への退院，在宅への退院となる場合には，栄養・食事ケアに関して医療と福祉のコーディネーションを行う必要がある．

SOAP については p.97 参照.

栄養食事指導の記録については，SOAP 形式がよく知られているが，近年，PES 方式による記録も推奨され始めている．PES 方式の P（problem or nutrition diagnosis label）とは，問題や栄養診断を表示したもので，患者やクライアントの栄養状態のなかで，修正すべき重要性がもっとも高い内容をいい，E（etiology）とは栄養状態を悪化させている原因や要因，さらにリスクを示し，S（sign/symptoms）とは，対象者の症状や特徴であり栄養診断を決定すべき項目で，栄養アセスメント上のデータである．PES を用いた栄養診断は，「S の根拠に基づき，E が原因となった（関係した），P の栄養状態を診断できる」と一文で記述することが重要になる．

PES 方式は，栄養アセスメントの原因と結論が明らかで，それに基づいて栄養介入や改善のためのアプローチがプランされていることがわかる記述になるため，他職種も理解しやすいといわれている．

c. 栄養食事指導に関する診療報酬

栄養士法の 2000（平成 12）年の改正において，管理栄養士とは，傷病者に対する療養のための必要な栄養の指導を行う者であることが定義されるようになった（栄養士法第 1 条 2 項）．診療報酬においては，入院時栄養食事指導料，集団栄養食事指導料，在宅患者訪問栄養食事指導料が設定されている．外来・入院・在宅患者訪問栄養食事指導料の対象は，これまで，厚生労働大臣が定めた特別食を必要とする者と決められていたが，2016（平成 28）年診療報酬改定より，特別食のなかに難治性てんかんなどの患者に対する治療食（てんかん食）を追加，がん患者，摂食機能もしくは嚥下障害が低下した患者，低栄養状態にある患者が含まれることとなった．入院患者や在宅療養患者に対し管理栄養士が行う栄養食事指導の必要性は，今後もさらに拡大されていくものと考えられる．

● 4.7.2　障がい者の栄養教育の特徴と留意点 ●

障がい者とは，「身体障害，知的障害または精神障害があるため，長期にわたり日常生活または社会生活に相当な制限を受ける者」をいう．

障がい者とは，「障害者基本法」第 1 章総則　第 2 条において，「身体障害，知的障害，精神障害（発達障害を含む），その他の心身の機能の障害（以下「障害」と総称する）がある者であって，障害及び社会的障壁により継続的に日常生活または社会生活に相当な制限を受ける状態にあるものをいう」と定義されている．

日本の障がい者数は令和 2 年版障害者白書によると，身体障がい者の年齢階層別では，65 歳以上がもっとも多く，高齢化傾向が見られる．

障がい者が抱える食生活上の問題は，摂食機能障害と栄養障害の 2 つに大

障がい者数
身体障がい者数が約 436 万人，知的障がい者数が約 109.4 万人，精神障がい者数が約 419.3 万人である（2020（令和 2）年）．

別される．多くの場合，問題は1つでないため，障害の種類と程度にあわせた個人対応が求められる．

a. 障がい者の栄養教育の課題

障がい者は食生活上の問題を多く抱えているが，障害の種類・程度によって問題点は異なる．身体障がい者では摂食・嚥下障害，誤嚥，消化機能障害などの機能的障害や，食欲不振，低栄養などの栄養上の問題がみられる．知的障害や精神障害では，ストレス，満腹中枢障害，過食，拒食などがみられる．総じて障がい者は運動量が少なく，基礎代謝の低下，疾病治療のための投薬，内分泌異常などにより，肥満者が多い．嚥下障害を有する障がい者においては，脱水や低栄養を呈する場合がある．

上記のように障がい者はさまざまな栄養上の問題を抱えているが，食事が苦しみとならないよう「楽しさ」「おいしさ」に配慮した栄養支援を行う．その際には，個人の身体機能にあわせた個人対応が基本となる．栄養教育を実施することには，可能であれば本人への教育はもちろん，介護している家族，施設スタッフの教育も重点的に行う．

b. 教育形態と内容

教育形態と内容は，障がい者が抱える食生活上の問題点と，本人による自己管理がどの程度可能なのかによって変えなくてはならない．

1) 嚥下障害

嚥下障害を有する障がい者に対しては，障害の程度をアセスメントによって正しく把握し，適切な食事形態の工夫が必要である．とくに，誤嚥を防ぐためには，液状のものは避け，とろみのあるポタージュ状あるいはプレーンヨーグルト状の喉ごしが滑らかなものがよい．また，食事介護する際の，姿勢，スプーンやフォークの形態にも注意する．このような障がい者のもつ摂食機能にあわせた食事形態および食事介護は，残存する機能の維持と窒息や誤嚥性肺炎のリスクを低減させることにつながる．日本摂食嚥下リハビリテーション学会による嚥下調整食分類ならびに他介護食分類についての一覧を示した例を図4.7.1に示す．

2) 肢体不自由障害

身体障害の部位や程度により，自力での摂食が可能であるかどうか異なる．また，嚥下障害を有する場合もあるため，同様の注意が必要である．

3) 視覚障害

視覚障害は，口に入るものを見ることができないという不安感が常にある．そのため，食事介護をする際には，言葉かけが重要である．これから口に入れようとする食べ物について，食品の種類や調理法，温度，味付けについて説明し，安心感を与えるとよい．食事の配膳は，主食・主菜・汁物などの位置を一定にし，何が何時の位置にあるか（クロックポジション）を説明することで食器の転倒を防ぐ．とくに熱いものは，注意を必要とする．

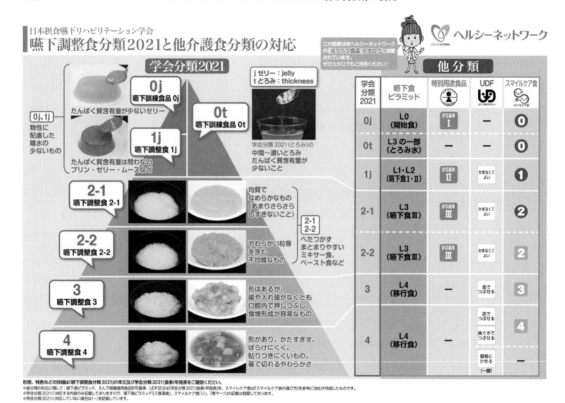

図 4.7.1　日本摂食嚥下リハビリテーション学会による嚥下調整食分類 2021 と他介護食分類の対応
（ヘルシーネットワーク：https://healthy-food-navi.jp/navi_wp/wp-content/themes/navi/images/search/bunrui/bunrui2021-03.pdf）

4）聴覚障害

　聴覚障がい者の栄養教育にあたっては，視覚を最大限に活用することになるが，聴覚障害の状態に応じたコミュニケーション手段も適切に活用し，食事の前後，食事中は，手話などを通じてコミュニケーションを図り，食事が楽しくなるよう支援していくことが必要である．

5）知的障害

　知的障害の程度や経験，生活状況などにあわせ，言葉かけや，模倣をさせるなどの援助を繰り返し行いながら，興味・関心を引き出す栄養教育を行うことが基本となる．家族や関係者と協力して，過食や偏食・間食が多いことによる肥満の予防・解消，拒食・異食などの問題などの防止など，個々の食行動の改善を図るようにする．また，知的障害，運動発達，生活経験，社会性などを考慮したうえで，個々の実態に応じた栄養教育を行う．

6）精神障害

　精神障がい者には，他人と環境にかかわる能力が乏しい．気力がなく億劫で根気が続かない．などの特徴があり，意欲を持って，生きる力を取り戻していくためには多くの課題がある．向精神薬を使用している場合は，鎮静および口渇をもたらし，活動性が低下して消費エネルギーが減少し，さらに食

欲亢進作用で過食になり，肥満を起こすケースがある．逆に，味覚障害，食欲低下，消化管障害，下痢，便秘などで，やせになるケースもある．肥満傾向にある場合は，食の指導にあわせ，日常生活に運動や作業・遊びを取り入れ，消費エネルギーを増やす指導を行う．

　社会復帰の支援として，回復途上にある精神障がい者を対象に，退院後の自立を目指したプログラムによる病院デイケア（社会復帰訓練事業）が開催されているところも多い．また，在宅者についても市町村や保健所など主催のデイケアが開催されている．管理栄養士・栄養士もこのプログラムに積極的に参加し，自らの健康を自ら守るための教育や調理技術の指導，簡単な食に関するしおりの提供など，継続的に支援することが大切である．

c. ノーマライゼーション

　ノーマライゼーションとは，障がい者と健常者という区別なく，ともに生活し，ともに活動する社会こそがノーマルな社会であり，このような社会を実現しようとする取り組みをいう．1960 年代に北欧諸国から始まった社会福祉向上運動は，いまや世界中に広がっている．我が国においても，1996（平成 8）年に「障害者プラン〜ノーマライゼーション 7 か年戦略」が策定された．障害者プランでは，リハビリテーションの理念とノーマライゼーションの理念を踏まえつつ，7 つの視点から施策の重点的な推進が図られている．

7つの視点
　①地域で共に生活するために，②社会的自立を促進するために，③バリアフリー化を促進するために，④生活の質（QOL）の向上を目指して，⑤安全な暮らしを確保するために，⑥心のバリアを取り除くために，⑦我が国にふさわしい国際協力・国際交流を

　障がい者は障害の種類，程度などによって，さまざまな栄養学的な問題を呈することが多いが，障がい者福祉の基本理念は，ノーマライゼーションであり，偏見や差別を受けることなく，地域において普通の生活を送ることである．この理念のもとに，食生活における自立や自ら栄養管理ができるような働きかけを障がい者へ行い，障害の QOL の向上を目指すことを忘れてはならない．具体的には，障がい者が食生活面において自立できるよう「ユニバーサルデザイン」の食具・食器，調理器具や調理設備の利用を勧めることや，食事や栄養に関する知識を身につけさせること，食事はおいしく楽しいものであることを伝え興味をもたせるような栄養教育が必要である．このような食におけるノーマライゼーションを実現するためには，管理栄養士・栄養士だけでなく，介護する家族や介護福祉士，医師，看護師，理学療法士，作業療法士など多職種との連携をとり，障がい者の社会生活力を高めていけるような支援が大切である．

　障害のある人もそうでない人と同様に社会参加と自立ができ，住み慣れた地域で安心して生活するには，その基盤となる社会環境づくりが必要である．そのためには，医療・保健・福祉・教育が連携し，住民のニーズに見合う総合的，かつ，一体的な地域ケア体制の整備が不可欠である．

参 考 文 献

杉山みち子, 赤松利恵, 桑野稔子編：カレント栄養教育論, 建帛社, 2016

中村丁次, 外山健二, 笠原賀子編：管理栄養士講座　栄養教育論第2版, 建帛社, 2016

厚生労働省：健康日本21（第二次）, 国民の健康の増進の総合的な推進を図るための基本的な方針, https://www.mhlw.go.jp/bunya/kenkou/dl/kenkounippon21_01.pdf

柴田　博, 杉澤秀博, 渡辺修一郎：日本における在宅高齢者の生活機能. 日本老年医学会雑誌, **40**（2）, 95-100, 2003

手嶋登志子編：介護食ハンドブック, 医歯薬出版, 1994

日本老年医学会：フレイルに関する日本老年医学会からのステートメント. https://www.jpn-geriat-soc.or.jp/info/topics/pdf/20140513_01_01.pdf

吉田貞夫編：高齢者栄養ケアUPDATE　介護予防から終末期まで栄養ケアの現在がわかる, 医歯薬出版, 2015

厚生労働省：令和元（2019）年　国民生活基礎調査の概要, https://www.mhlw.go.jp/toukei/saikin/hw/k-tyosa/k-tyosa19/dl/01.pdf

厚生労働省：地域における医療及び介護の総合的な確保を推進するための関係法律の整備等に関する法律案の概要. https://www.mhlw.go.jp/topics/bukyoku/soumu/houritu/dl/186-06.pdf

日本栄養士会：地域における訪問栄養食事指導ガイド管理栄養士によるコミュニティワーク, 2015

中村丁次：栄養診断とは. 日本栄養士会雑誌, **57**（9）, 9-11, 2014

内閣府：障害者基本法（昭和四十五年五月二十一日法律第八十四号）, http://www8.cao.go.jp/shougai/suishin/kihonhou/s45-84.html

内閣府：令和元年版障害者白書, http://www8.cao.go.jp/shougai/whitepaper/r01hakusho/zenbun/index-pdf.html

日本摂食・嚥下リハビリテーション学会嚥下調整食委員会：日本摂食・嚥下リハビリテーション学会嚥下調整食分類2021, 日摂食嚥下リハ会誌, **25**（2）, 135-149, 2021

中村丁次著者代表：系統看護学講座 専門基礎分野 人体の構造と機能［3］栄養学, 医学書院, 2011

5. 栄養教育における国際的動向

■到達目標（point）

①先進国の健康・栄養問題を理解し，その予防や改善を目的とした栄養教育を学ぶ

②開発途上国の健康・栄養問題を理解し，その予防や改善を目的とした栄養教育を学ぶ

③各国の食生活指針，フードガイドについて学ぶ

5.1 先進諸国における栄養教育

5.1.1 先進諸国の栄養教育の動向と目標

　先進諸国では，肥満，心疾患，脳血管疾患，糖尿病，高血圧，がんなどの生活習慣病の死亡率の増加が問題となっている．また，生活習慣病に関連する医療費の増大も問題となっている．これらの問題を解決するために，生活習慣病予防活動が各国で行われている．

5.1.2 食物ベースの食生活指針およびフードガイド

　FAO（国際食糧農業機関）/WHO（世界保健機関）合同開催の国際栄養会議(1992)において批准された「栄養に関する世界宣言及び行動計画」が採択された．このなかで，戦略の1つとして「適切な食事と健康的なライフスタイルの推進」があげられ，各年代やライフスタイルに適した食生活指針の策定について提言された．これを受けて，1995（平成7）年には，FAO/WHO合同専門家会議が開催され，食物ベースの食生活指針の作成と活用に関するガイドラインが作成された．公衆栄養上の課題と関連する地域固有の食事パターンを明確にし，その国民にふさわしい行動目標や地域目標とするために，人々に理解されやすい食物ベースで食生活指針を作成する具体的な方法や手順が示された．現在，各国が作成している．

　また，食生活指針の実践のためにイラストなどで「何をどれだけ食べたらよいか」をわかりやすく図示したフードガイドも各国で作成されている．

1）アメリカの食生活指針およびフードガイド

　アメリカでは，1980（昭和 55）年にアメリカのための食生活指針（Dietary Guidelines for Americans）が発表され，その後，5 年ごとに内容の見直しと改訂が行われている．この指針は，アメリカ国民の健康を維持するために，日常の食生活において摂取を推奨する，または控えるべき品目や栄養素などを記載したものになっている．米国農務省（USDA）と米国保健福祉省（HHS）は 2020 年 12 月 29 日，「アメリカ人のための食生活指針（Dietary Guidelines for Americans 2020-2025）」（第 9 版）を公表した．

　今回の食生活指針では，乳幼児の推奨摂取量が初めて設定された．成人には 1 日当たりの総摂取エネルギーの 85％を，いわゆる「栄養素密度の高い（nutrient-dense）」とされる食品群（野菜，果物，穀類，牛乳乳製品，たんぱく質食品）から摂取することを推奨している．さらに残りのエネルギーの 15％は添加された糖類や飽和脂肪酸を含む食品から摂取するという「85-15 ガイド」を推奨している．アメリカ人のための食生活指針第 9 版では，表 5.1.1 に示す通り，4 つの指針にまとめられている．

　アメリカでは，1992（平成 4）年に 1 日に摂るべきサービング量を示した「フードガイドピラミッド」，2005（平成 17）年に食事に加えて運動の重要性を強調し，さらに年齢などによりサービング量を考慮した「マイピラミッド」，2011（平成 23）年に「マイプレート」が策定された（図 5.1.1）．マイプレートは果物，野菜，穀類，たんぱく質についておのおの赤，緑，橙，紫を用いて 1 つの皿に描いている．また，1 皿のうち，果物や野菜を半分食べるように勧めている．皿の横にカップが描かれており，牛乳・乳製品も摂るように勧められているなど，視覚的にわかりやすいものとなっている．

表5.1.1　アメリカ人のための食生活指針（第 9 版，2020）

1. すべてのライフステージで健康的な食生活様式に従いましょう．
2. 個人的な好み，文化的伝統，コスト上の制約などの要素を反映させながら，栄養素密度の高い食品や飲料の選択肢を各人に合わせて楽しみましょう．
3. 栄養素密度の高い食品や飲料によって食品群の要求を満たすことに焦点を当て，エネルギー制限内に留まりましょう．
4. 添加された糖類，飽和脂肪，ナトリウムが比較的多い食品や飲料を制限し，アルコール飲料を制限しましょう．

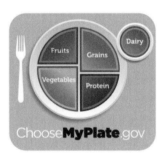

図5.1.1　マイプレート（USDA，2011）

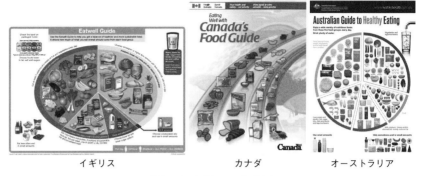

イギリス　　　　　　　カナダ　　　　　　オーストラリア

図5.1.2　各国のフードガイド

2）先進国の食生活指針

　世界各国でも食生活指針は策定されている．いずれの国においても共通して，野菜や果物を多く食べること，食塩・砂糖・脂質の制限，身体を動かすことなどが提言されている．また，図5.1.2に示すとおり，フードガイドも各国の食物や食習慣を考慮して作成されている．

● 5.1.3　食品表示 ●

　1962（昭和37）年にWHOとFAOは，食品貿易が盛んになってくるなか，消費者の健康の保護，食品の公平な貿易の確保などを目的として食品に関する国際規格をつくる必要があると考え，合同で食品規格を検討する委員会であるWTO（世界貿易機構）/FAO合同国際食品規格委員会（コーデックス委員会）を設置した．2021（令和3）年現在，189か国および1加盟機関（EU）が加盟国になっている．

　この委員会での議論は，WTOと連携しており，WTOでの遺伝子組換え食品の貿易の進め方のほか，さまざまな食品表示について検討している．また，2004（平成16）年，世界保健総会（WHO主催）で採択された「食事，運動と健康に関する世界戦略」の実践のために，各国での栄養表示の義務化を推奨している．肥満をはじめとした生活習慣病に関する深刻な問題を抱えるアメリカでは，1990（平成2）年に栄養表示教育法が制定され，1994（平成6）年に栄養成分表示が義務化された．その後，ブラジル（2001（平成13）年），オーストラリア・ニュージーランド・台湾（2002（平成14）年），カナダ（2005（平成17）年），韓国（2006（平成18）年），中国（2008（平成20）年），インド（2009（平成21）年）などで栄養成分表示が義務化されている．また，2014（平成26）年からEUで栄養表示方法が統一化され，一部を除くすべての食品で栄養表示が義務付けられるようになった．図5.1.3に栄養表示・エネルギー表示を信号表示した例を示した．わが国においても2015（平成27）年に食品表示法が施行され，栄養表示が義務化された．

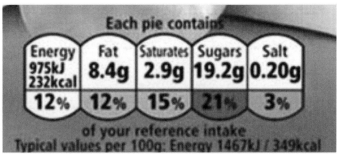

パイ1枚を摂取した場合のエネルギー量，脂肪量，飽和脂肪量，糖類量，食塩量
およびおのおのの推奨摂取量（RI）に対する割合を数値と赤青黄色の信号色で任意
（追加）表示したもの．

図5.1.3　EUにおける栄養表示・エネルギー表示を信号表示した例

● 5.1.4　家庭崩壊と栄養教育 ●

　先進国では，労働条件や就労環境の多様化や，女性の社会進出，不況による職場からの解雇問題，自己破産などに加えて，離婚などによって家庭崩壊が多く見られるようになった．それに伴い家族形態も多様化し，食事時間や家族との食事形態も複雑になっている．このような社会背景と，個人のニーズの多様化によって，さまざまなこ食(子食，孤食，個食，固食，粉食，濃食)や，外食，中食も進み，コミュニケーションを通じた健全な食生活を送ることが困難な時代となっており，地域社会，企業，大学，家庭との連携を図る食育の重要性が高まっている．そのために，各国でもさまざまな食育活動に取り込んでいる．

　(1)　ファイブ・ア・デイ(5 A DAY)運動

　アメリカでは，がんや生活習慣病を予防するために1991（平成3）年，アメリカ国立がん研究所(NCI)と農産物健康増進基金(PBH)が協力し，「5 A DAY」運動を展開している．「5 A DAY」は，「1日あたり5サービング以上の野菜と果物を食べましょう」というわかりやすいメッセージを用いて，産官学で協働し，活動を推進している．

　(2)　スローフード運動

　イタリアで1986（昭和61）年に生まれた「スローフード運動」は，郷土料理や質の高い食品や味の保護，提供すること，食育(味覚教育)の推進，質の良い素材を提供してくれる小生産者を守っていくことを目指している．この運動は，現在，世界各国で広まっており，10万人以上の会員が150か国以上で活動している．

　(3)　味覚の一週間

　フランスでは，1990（平成2）年フランス国立食文化評議会(CNAC)が中心となり，フランス料理の素晴らしさを発見，学習する場として，「味覚の一日」を開催した．1992（平成4）年には，「味覚の一週間」として，一週

間，さまざまな食育や味覚教育の催しが企画，開催されるようになった．現在，企業，政府機関(国民教育省，農業漁業省)などもこの「味覚の一週間」に協働し，フランスの「食育」運動として展開している．

（4）ハラル食

現在，イスラム教徒は推定16億人以上存在していると考えられており，増加し続けている．「ハラル（ハラール）」とは，イスラムの教えで「許されている」という意味のアラビア語である．よって，「ハラル食」とは，イスラム教において，「食べてもよい食品」のことである．ハラル食は，イスラムでの不浄のものを含まず，イスラム法に定められた方法で，食品の処理や保存，輸送，流通，販売がなされている．イスラムでの不浄な食品とは，例えば，アルコールや豚肉・豚肉由来の成分を含むものである．その他，水陸両用海洋生物（ワニや亀，蛙など），かぎの爪のある鳥，有害生物（ネズミ，ムカデ，サソリなど）なども含まれる．イスラム法により，規定された要件を遵守した料理に対して，公的な機関によって認証が発行されている．

5.2　開発途上国における栄養教育

5.2.1　開発途上国における栄養教育の動向と目標

開発途上国では，人口増加や自然災害，貧困，紛争や戦乱などによって食料不足となり，慢性的な栄養失調や飢餓といった低栄養が大きな問題となっていることがハンガーマップで確認することができる（図5.2.1）．

その一方で，国際協力機構(JICA)では，2015（平成27）年現在，飢餓人口は，1990（平成2）～1992（平成4）年と比較すると2億1,600万人減少したと報告している．また，急速な経済成長により，先進国と同様に，肥満や生活習慣病などの過栄養も問題化してきている．このように多くの開発途上国では，低栄養と過栄養という2つの課題を抱えており，このことを「二重負担」とよんでいる．

1）たんぱく質・エネルギー欠乏症

たんぱく質・エネルギー不足により生じるマラスムス(marasmus)，たんぱく質不足により生じるクワシオルコル(kwashiorkor)は，免疫力低下を招き，乳児死亡率の上昇の原因の1つになっている．サハラ以南のアフリカでは，2014（平成26）～2016（平成28）年において，約4人に1人弱が飢餓であると推計されている．また，開発途上国では，5歳未満で死亡する子どもの約6割が飢餓や栄養不良に関連した病気が原因であるといわれている．

2）微量栄養素欠乏症

鉄分の欠乏は，世界でもっとも罹患率の高い微量栄養素欠乏症であり，世界で約20億人が罹患していると推計されている．鉄欠乏症は，成長障害や知能発達障害にもつながる．また，鉄欠乏症は労働生産性の低下を招くこと

ハンガーマップ
　ハンガーマップは，国連WFP（WFP国連世界食糧計画）が，「世界の食料不安の現状」（国連食糧農業機関(FAO)，国際農業開発基金(IFAD)，国連WFP発行）の統計に基づき作成している．世界の飢餓状況を示すために，栄養不足人口の割合により国ごとに5段階で色分けしている．飢餓人口の割合が最も高い濃い赤色に分類された国では，全人口の35%以上が栄養不足の状態に陥っている．

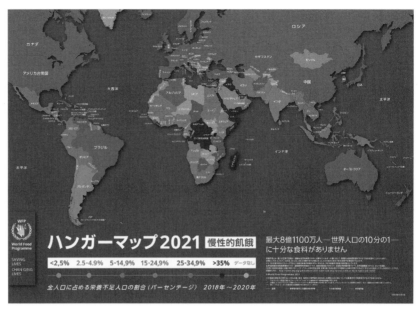

図 5.2.1　ハンガーマップ（国連 WFP）

から，これを治療することができれば，国の生産性を 20% も向上するといわれている．母体でヨウ素が欠乏した場合，先天性甲状腺機能低下症（クレチン症）の原因となり，出生後の子どもの知能低下，発育不全，神経障害につながる．また，成長期での不足は，知的障害，身体的発達停滞，脳や中枢神経系の発育に影響を与える．ヨウ素欠乏症は，調理に使う塩にヨウ素を添加することで簡単に防ぐことができ，ヨード添加塩の使用が勧められている．ビタミン A 欠乏症は，夜盲症，子どもの失明のおもな原因になっている．また，はしか，麻疹，マラリアによる死亡リスク上昇に寄与している．ビタミン A の補給を年に 2 回実施している開発途上国が多い．

● 5.2.2　過体重・肥満 ●

開発途上国であっても，経済発展が著しく，都市化が進む地域の高所得者では，肥満をはじめとする生活習慣病の増加が問題となっている．世界疾病負担研究（GBD）は，世界の肥満者の 64% は開発途上国に住んでおり，さらに，発展途上国の子どもの約 13% が過体重もしくは肥満であったと報告している．今後，低栄養問題とともに肥満対策も新たな課題の 1 つとなっている．

● 5.2.3　開発途上国の食事目標と食生活指針 ●

開発途上国においても食生活改善のために食生活指針およびフードガイドを作成している国が多くある．内容は先進国の食生活指針やフードガイドと大きな違いはない．しかし，経済格差やたんぱく質・エネルギー欠乏症など

を考慮している国もしばしば見られる.

● 5.2.4　ジェンダーと栄養指導 ●

　ジェンダーとは,生物学的差別(性別)ではなく,社会的・文化的差別のことである.とくに開発途上国では教育や雇用,健康などさまざまな面で男性より弱い立場にある.食事の分配量においても男性が優先されることにより,女性や子どもの栄養状態が悪くなる場合もある.

　栄養状態の性差については,おのおのの国の男女の地位の違いが原因の一つである.これは,社会・文化・宗教などが影響している.このような点についても考慮し,栄養改善のための栄養教育を行っていかねばならない.

参 考 文 献

Ng, M., et al.：Global, regional, and national prevalence of overweight and obesity in children and adults during 1980-2013：a systematic analysis for the Global Burden of Disease Study 2013. *Lancet*, **384**(9945), 766-781, 2014

相川りゑ子編：改訂栄養指導論, 144-148, 建帛社, 2015

岡崎光子編：栄養教育, 151-162, 光生館, 2015

土江節子編：栄養教育論, 136-141, 学文社, 2015

丸山千寿子他：栄養教育論 改訂第3版(健康・栄養科学シリーズ), 138-153, 南江堂, 2013

国連 WFP ホームページ：http://ja.wfp.org/

世界の食料不安の現状 2015 年報告(JICA)：https://www.jaicaf.or.jp/fileadmin/user_upload/publications/FY2015/SOFI2015-J.pdf

国連 WFP ハンガーマップ：https://ja.wfp.org/hunger_map

中尾美千代, 中川伸子：日本におけるハラール食. 神戸女子短期大学研究紀要「論攷」, **61**, 107-116, 2016

索　引

編 者 略 歴

田中 敬 子

1944 年　京都府に生まれる
1968 年　京都府立大学文家政学部
　　　　卒業
現　在　滋賀県立大学名誉教授
　　　　博士（医学）

前田佳予子

1956 年　佐賀県に生まれる
2005 年　鈴鹿医療科学大学大学院
　　　　保健衛生学研究科修了
現　在　武庫川女子大学食物栄養科
　　　　学部教授
　　　　保健衛生学博士

テキスト食物と栄養科学シリーズ 8

栄養教育論　第 3 版　　　　　　　　　　定価はカバーに表示

2010 年 3 月 25 日　初　版第 1 刷
2016 年 5 月 15 日　　　　第 7 刷
2017 年 3 月 25 日　第 2 版第 1 刷
2019 年 2 月 20 日　　　　第 5 刷
2022 年 4 月 5 日　第 3 版第 1 刷

編　者　田　中　敬　子
　　　　前　田　佳　予　子
発行者　朝　倉　誠　造
発行所　株式会社　朝　倉　書　店

東京都新宿区新小川町 6-29
郵 便 番 号　　162-8707
電　話　03 (3260) 0141
FAX　03 (3260) 0180
https://www.asakura.co.jp

〈検印省略〉

真興社・渡辺製本

名学大 池田彩子・龍谷大 石原健吾・名大 小田裕昭編著
栄養科学ファウンデーションシリーズ 4
生化学・基礎栄養学 （第2版）
61658-3　C3377　　　　B5判 192頁 本体2700円

生化学・基礎栄養学の要点を簡潔に押さえた「教えやすい」教科書。〔内容〕人体の構造／酵素／生体エネルギーと代謝／糖質の代謝／たんぱく質・アミノ酸の代謝／脂質の代謝／ビタミン・ミネラルの栄養／水と電解質の代謝／情報伝達／他

前名古屋文理大 江上いすゞ・和洋女子大 多賀昌樹編著
栄養科学ファウンデーションシリーズ 2
応 用 栄 養 学 第3版
61659-0　C3377　　　　B5判 192頁 本体2700円

簡潔かつ要点を押さえた，応用栄養学の「教えやすい」教科書。〔内容〕栄養ケア・マネジメント／食事摂取基準の理解／成長・発達・加齢(老化)／ライフステージ別栄養マネジメント／運動・スポーツと栄養／環境と栄養／他

名学大 和泉秀彦・愛知淑徳大 三宅義明・岐阜女大 舘 和彦編著
栄養科学ファウンデーションシリーズ 5
食 品 学 （第2版）
61657-6　C3377　　　　B5判 184頁 本体2700円

食品学の要点を簡潔に押さえた「教えやすい」教科書。〔内容〕人間と食品／食品成分表と食品の分類／食品の主成分／食品の分類／食品の物性(コロイド，レオロジー，テクスチャー)／食品の表示と規格基準／加工・保蔵と食品成分の変化

上田成子編　桑原祥浩・鎌田洋一・澤井 淳・高鳥浩介・高橋淳子・高橋正弘著
スタンダード人間栄養学 食品の安全性 （第2版）
61063-5　C3077　　　　B5判 168頁 本体2400円

食品の安全性に関する最新の情報を記載し，図表を多用して解説。管理栄養士国家試験ガイドライン準拠〔内容〕食品衛生と法規／食中毒／食品による感染症・寄生虫症／食品の変質／食品中の汚染物質／食品添加物／食品衛生管理／資料

渡邉 早苗・山田哲雄・武田ひとみ・橋詰和慶編著
スタンダード人間栄養学 基礎栄養学 （第3版）
61065-9　　　　　　　　B5判 148頁 本体2600円

イラストを多用し平易に解説した教科書。2色刷。〔内容〕栄養の概念／消化吸収と栄養素の体内動態／エネルギー代謝／栄養素の代謝と役割(たんぱく質，炭水化物，脂質，ビタミン，ミネラル，水・電解質)／栄養素の発見と推進／他

前女子栄養大 渡邉早苗・関東学院大 山田哲雄・相模女大 吉野陽子・広島国際大 旭久美子編著
スタンダード人間栄養学 応用栄養学 （第3版）
61064-2　C3077　　　　B5判 160頁 本体2700円

イラストを多用しわかりやすく解説した教科書。2019年国家試験ガイドラインの変更，2020年食事摂取基準改定に対応。〔内容〕栄養ケア・マネジメントの基礎／ライフステージと栄養ケア・マネジメント／運動・ストレス，環境と栄養管理／他

前神奈川工大 石川俊次・前東海大 本間康彦・東海大病院 藤井穂波編著
スタンダード人間栄養学 臨 床 栄 養 学
61060-4　C3077　　　　B5判 200頁 本体3300円

イラストを用い臨床栄養学の要点を解説した教科書。〔内容〕臨床栄養の概念／栄養アセスメント／栄養ケアの計画と実施／食事療法，栄養補給法／栄養教育／モニタリング，再評価／薬と栄養／疾患・病態別栄養ケア・マネジメント

前女子栄養大 渡邉早苗・龍谷大 宮崎由子・相模女大 吉野陽子編
スタンダード人間栄養学 これからの応用栄養学演習・実習
—栄養ケアプランと食事計画・供食—
61051-2　C3077　　　　A4判 128頁 本体2300円

管理栄養士・栄養士の実務能力を養うための実習書・演習書。ライフステージごとに対象者のアセスメントを行いケアプランを作成し食事計画を立案(演習)，調理・供食・試食・考察をする(実習)ことで実践的スキルを養う。豊富な献立例掲載。

前相模女大 梶本雅俊・前東農大 川野 因・麻布大 石原淳子編著
コンパクト 公衆栄養学 （第3版）
61059-8　C3077　　　　B5判 160頁 本体2600円

家政栄養系学生・管理栄養士国家試験受験者を対象に，平易かつ簡潔に解説した教科書。国試出題基準に準拠。〔内容〕公衆栄養の概念／健康・栄養問題の現状と課題／栄養政策／栄養疫学／公衆栄養マネジメント／公衆栄養プログラムの展開

安達美佐・山岡和枝・渡辺満利子・渡邉純子・丹後俊郎著
ライフスタイル改善の成果を導く エンパワーメントアプローチ
—メタボリック症候群と糖尿病の事例をもとに—
64045-8　C3077　　　　A4判 128頁 本体3000円

科学的根拠に基づいた栄養学の実践プログラム。多数のワークシートやスライドに沿って，中高年対象のメタボリック症候群・糖尿病の栄養指導や，青少年対象の食育プログラムを具体的に解説。食事調査FFQW82の利用法あり。オールカラー。

渕上倫子編著
テキスト食物と栄養科学シリーズ 5
調 理 学 第2版
61650-7　　　　　　　　B5判 180頁 本体2800円

基礎を押さえてわかりやすいロングセラー教科書の最新改訂版。〔内容〕食事計画論／食物の嗜好性とその評価／加熱・非加熱調理操作と調理器具／食品の調理特性／成分抽出素材の調理特性／嗜好飲料／これからの調理，食生活の行方／他

田中敬子・爲房恭子編著
テキスト食物と栄養科学シリーズ 7
応 用 栄 養 学 第3版
61661-3　C3377　　　　B5判 200頁 本体2800円

〔内容〕栄養ケア・マネジメント／食事摂取基準の基礎的理解／成長，発達，加齢／妊娠期，授乳期／新生児期，乳児期／成長期(乳児期，学童期，思春期)／成人期，更年期／高齢期／運動・スポーツと栄養／環境と栄養／他